ガンは予防できる

活性酸素とガンのメカニズム

三石 巌
MITSUISHI Iwao

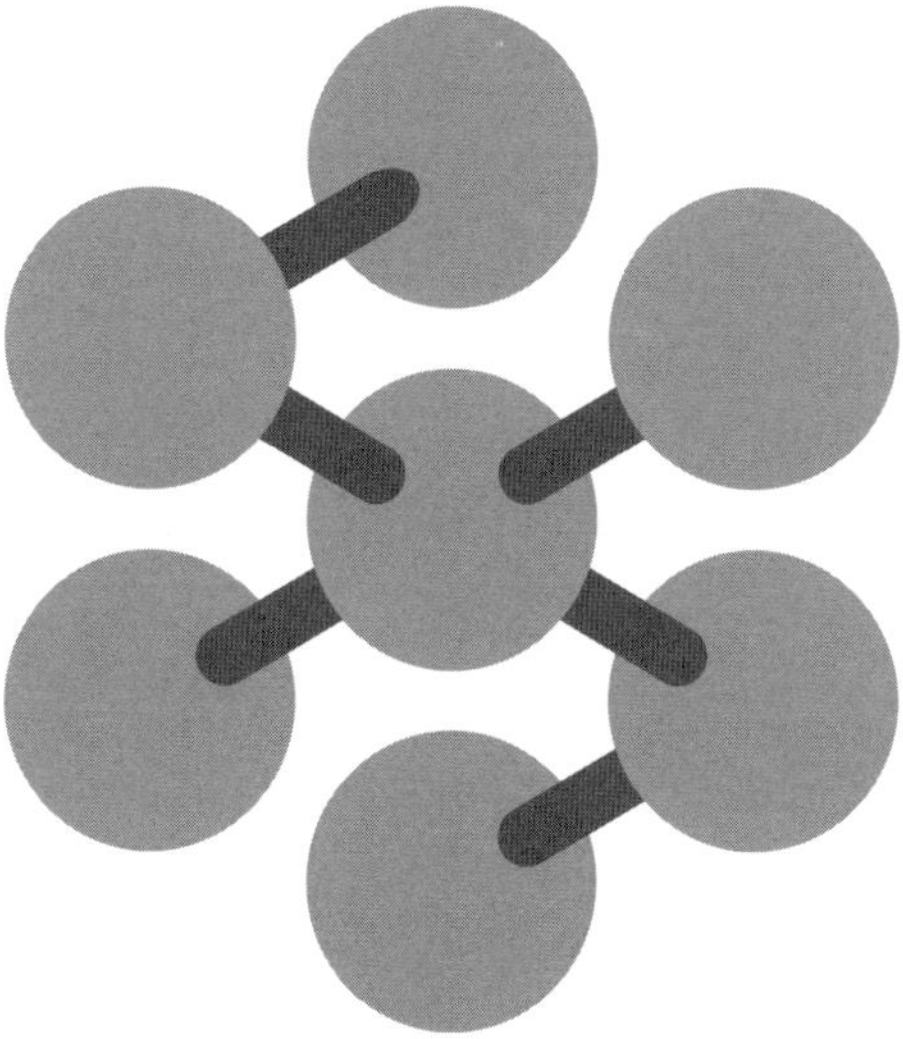

健康自主管理システム 4

1、本シリーズは『三石巌による健康自主管理システム全5巻』（阿部出版刊）を、『健康自主管理システム全5巻』として新たに刊行した。

2、本書は『ガンは予防できる－活性酸素と、ガン予防の新段階』（阿部出版刊）を、『ガンは予防できる－活性酸素とガンのメカニズム』と改題し、再編集したものである。

3、本書は刊行時における科学的視点から、著者が設立した三石理論研究所の半田節子所長による解説を加えた。

プロローグ

私は、小学校・中学校・高校や大学の教科書をはじめ、文明論・大学論・公害論・物理学から童話や科学者の伝記まで、共著を含めておよそ３００冊の本を書いてきました。その中で栄養や健康に関するものは33冊（２００６年1月）になりますが、ガンをテーマにした本が3冊あります。その第1冊目が、１９７７年に太平出版社から刊行された最初の『ガンは予防できる』でした。

このときの私は、かなり気負っていたものです。私は、家内や教え子がガンをわずらっていたこともあって、以前からめぼしい文献に親しんではいましたが、自分でガンについて発言するにあたって、手当たり次第に多くのガンの本を読みました。そして、真正面からガンと取り組みました。

そのとき私は、遺伝子レベル、ＤＮＡレベルでガンの予防を考えました。その結果、さまざまなアイディアをもり込んで、多くの仮説を提起することができました。けれども、当時は私の気負いが先に立ってしまったためでしょう、それはかたい、かたい本になってしまいました。

今でこそ、ガンの予防は世界的な問題になっていますが、ガンの予防が専門家の間で話題になったのは、1977年に最初の『ガンは予防できる』が刊行されてから数年後のことでした。

それから5年後の1982年に、私は永田親義博士の『量子生物学入門』（学会出版センター）を読んで永田先生の学識にふれ、先生に深く傾倒し、やがて先生のお宅を訪ねてご教示を受ける関係になりました。永田先生は、ノーベル化学賞を受けた福井謙一先生の高弟で、福井理論に基づいて発ガンのメカニズムを研究する使命をもって国立がんセンターに初代生物物理部長としてむかえられました。そして、ついに発ガン物質と身体との間でやりとりされる電子について新しい学説を唱え、世界的評価を得た学者です。

私の最初の『ガンは予防できる』が刊行されてから15年ほどの間に、ガンの研究には画期的な進展がありました。永田先生のように原理的な研究がある一方、1980年には米国の医師トッターによる「爆弾」宣言のような仮説までありました。これは、発ガンの問題は活性酸素で説明がつく、という意味のものです。また、その後にガン遺伝子の発見もありました。このようなことは、すべて最初の『ガンは予防できる』を書いた時点では思いもよらなかったものばかりです。中でも、タールや排ガスに含まれる発ガン物質ベンツピレンの体内での挙動をつきとめた永田先生の業績は、発ガンのメカニズムをめぐる論争にピリオドを打つ画期的なものでした。

これらの新しい理論や発見によって、発ガンの研究は医学者の手を離れて物理学者の手にわたりました。またこのことによって、ガン予防はこれまでと違ったまったく新しい段階をむかえることになりました。この本は、このような新しい段階を切り開いた画期的な成果をふまえ、ガン予防に新しい光を当てて、世に問おうとするものです。

本文に書いたことですが、例えば「ガンを予防するには、食べすぎないように」というような警告が公表されています。けれども私は、そんなことを並べただけで、「ガンが予防できます」と言ってすますことはできません。私は、「ガンはこうしてできる。だから、ガンを予防するにはこうすればよい」と書かなければ、ガンの予防について書いたことにはならないと思います。それが、科学者の良心というものでしょう。

私が健康関係の本を書いているものですから、いろいろな類書をもってきて相談する人がいます。ところが、そうした本のほとんどは学問的なものではありません。私は、学問を人知の最高の表れだと信じている人間の1人として、ガン予防についても、科学的な態度でのぞみたいと考えます。科学に限らず、まともな考え方をするには、根拠のないことを言ってはなりません。すじみちを立ててものごとを考えたい、と私は思います。

ガンの予防についてすじみちを立てて考えるには、まず発ガンのメカニズムの解明から出発しなければなりません。ところが、発ガンの問題はこれまでのように医学の方法だけではアプローチできないことが分かりました。具体的に言えば、ガンの解明には、量子力学と分子生物学という二つの新しい学問の力を借りなければなりません。

その分子生物学との関わりについては、本シリーズ①の『分子栄養学のすすめ』などに書きましたので、この本では、皆さんを量子力学というなじみのない世界にお誘いすることになります。これには、永田親義先生の『ヒトのガンはなぜ生じるか』（講談社　ブルーバックス）の力を借りることができました。この高度な内容の本が広く読まれていることは、大変喜ばしいことです。それは、知的緊張にたえる日本人がそれだけたくさんいるという証拠でもあるからです。永田先生には、この場を借りて深く感謝します。

私は、この本で、発ガンのなぞ解きからガン予防の理論に至るすじみちを、誰にでも分かるようにやさしく書くことに力をそそぎました。しかし、相手はガンです。この手ごわい病気にまともに立ち向かうには、どうしても学問的に確かな手続きが必要です。まして新しい知識や考え方には、新しい言葉も必要になります。でも、恐れることはありません。途中で分かりにくいところがあっても、一度最後まで読み通してみてください。新しい言葉に慣れてしまいさえすれば、論理は単純明快です。きっと、うそのようになぞが解けてくることでしょう。そういう手続きはごめんだという人は、ガンの攻撃に対して無防備のままでいることを覚悟しなければなりません。理論的に言えば、私たちは四六時中発ガンの危険にさらされているのですから。

１９９２年８月　　　　　　　　　　三石　巌

目次

1　発ガンの舞台はミクロの世界

「ガンが予防できるなんて話をもち出すとは、頭がおかしいんじゃないか」と疑う人がいるでしょう。

ガンは、果たして予防できるのでしょうか。もし予防ができたら、ガンの専門医も用がなくなるではありませんか。もし本気で「ガンは予防できるよ」と言い切ったら、きっと常識を疑われることでしょう。

でも、私は、自分の頭がおかしくなっているとは思いません。そして、ガンは間違いなく予防できる、と思っています。現に私自身がガンの予防に成功している、とも思っています。

ガンは予防できるといっても、それは、まさか百発百中のつもりだなどとは、私も考えていません。ガンは予防できるというのは、１００パーセントの意味ではないのです。

ここでガンが予防できるといっていることの意味は、何もしないでほうっておくと70パーセントの確率でガンになる人でも、私の方法をとれば、ガンになる確率を10パーセントに減らすことができるといったことだと思ってください。

そうすると、ガン予防のハウツーというのは、ガンになる確率を小さくするコツという意味にとればよいことになります。むしろ、そういう意味にとってもらいたいのです。

よくばった人は、ガンになる確率をゼロにしてくれないか、と言うかもしれません。しかし、それは無理だと思います。それは、私に自信がないから言うのではありません。原理的にそうなのです。

これは私の個人的な考えといってよいものですが、私たちの身体の中には、ミクロの世界もあり、マクロの世界もあります。ここでミクロの世界というのは、電子顕微鏡でも見えない世界のことです。また、マクロの世界というのは、いわば人間の目に見える世界のことです。見えるということのうちには、光学顕微鏡や電子顕微鏡の助けを借りて見ることも含まれます。顕微鏡で見るということは、結局は人間の目で見ることにほかならないからです。

ここで私が言っていること、つまり人間の身体にはミクロの世界とマクロの世界とがあるということなどは、いまさら取り上げる必要のない、当たり前のことだと思うかもしれません。しかし私は、これはとても大事なことだと考えます。それを、これからみていきたいと思います。

マクロの世界は目に見える世界ですが、ミクロの世界は目に見えるわけではありません。では、どうしてミクロの世界があるということができるのでしょうか？　そんなものは、実在の世界ではないのではないでしょうか。これは、大きな問題です。それは、哲学的な性格の問題といってよいものです。

ドイツの物理学者・マッハは、頭の中ででっちあげたようなものは本当の実在とはみとめられないと言いました。

ところが、物理学の進歩に伴って、分子とか、原子とか、電子というミクロの世界が取り上げられるようになりました。ミクロの世界に目をつぶっていては、いろいろな現象の説明ができなくなったからです。

そこで、哲学者ラッセルは、頭の中ででっちあげた世界も実在の世界だ、と言いました。目に見えない世界も実在の世界だ、と言うのです。

肉眼でミクロの世界を確認したのでないとすると、何でそれを確認したのでしょうか。それは、人間の脳です。ミクロの世界を実在の世界にしたのは、人間の脳なのです。

では、人間の身体にあるというミクロの世界と、マクロの世界との関係はどうなのでしょうか？

これについてはいろいろな言い方があるでしょうが、ここでは「ミクロの世界は、マクロの世界と重なっていて、マクロの世界の奥にある」と言っておきましょう。「ミクロの世界のトータルが、マクロの世界になっている」と言ってもよいでしょう。

ところで、「これはガンの本ではないのか。そのことを忘れて、勝手な熱をふくのはけしからん」と言う人がいるかもしれません。でも、それは早合点というものです。

ガンという病気は、素人から見ても、患者から見ても、医師から見ても、確かにマクロの世界の現象です。

しかし、ガンの始まりは、ミクロの世界の現象です。その証拠に、どんな顕微鏡を使っても、ガン細胞の最初の1個は見つかりません。これは、発ガンがミクロの世界のできごとだということを証明しています。これは、大切なことがらです。

少し考えてみれば、ガンだけではなく、いろいろな病気がミクロの世界で始まるということが想像できます。この点では、風邪も動脈硬化も同じです。

ラッセルの「新実在論」は、確かに真実をついたものだったということが分かるでしょう。

1952年に、京都大学の福井謙一先生は、「フロンティア電子理論」を発表しました。これは、まったくミクロの世界の理論です。それは、分子を取り巻く電子の配置やふるまいに関する考察で、脳の中の実在ではあっても、目に見える実在ではありません。

このとき福井先生は、永田親義という大学院生に、この理論で発ガンの問題を解くようにと研究テーマを与えました。ミクロの世界の探究者は、自分の土俵にガンをもってこようとしたのです。

福井先生が国立がんセンターの中原和郎《わろう》総長と相談した結果、中原総長は、生物物理部を作って永田先生をむかえることにしました。

このときから、発ガンのメカニズムの研究の舞台がミクロの世界に移されることになったのです。これは、まったく画期的なできごとだったといえましょう。

別の角度から見ると、このときから、発ガンの問題は医学者の手を離れて物理学者の手にわたった、ということができます。これも、むろん画期的なできごとでした。

物理学は、すべての自然現象を扱う学問ですが、対象が違えば方法も違ってきます。ということは、ミクロの世界とマクロの世界とでは、物理学そのものが違ってくるということです。発ガンの問題が物理学上の問題になったといっても、その物理学は、中学で扱うような古典物理学を意味するものではありません。

マクロの世界の力学は17世紀にできた「ニュートン力学」ですが、ミクロの世界の力学は20世紀になってからできた「量子力学」と呼ばれる力学です。

国立がんセンター研究所生物物理部は、この量子力学で、発ガンの問題を解明しようとしたのです。そして、それは永田先生によってなしとげられました。この方面での永田先生の研究は、それまでの学説をひっくり返すものとなりました。

発ガンの問題をミクロの世界でとらえようとした最初の人は、ドイツのシュミットでした。彼は、発ガンは電子が起こす現象ではないかと言い出しました。それは、１９３８年のことです。

これで、発ガンのメカニズムの研究が医学者の手から離れることになりました。発ガンの問題は量子力学の理論によってしか扱えないということが、この時点で決まったといってよいでしょう。

残念なことに、当時はまだＤＮＡの知見が闇にうもれていました。ＤＮＡ自体は知られていても、それが遺伝現象の鍵をにぎっていることに誰も気がついていなかったのです。

アメリカのワトソンとイギリスのクリックの共同研究で、ＤＮＡが遺伝情報の担い手であることがみごとに解きあかされたのは、１９５３年のことです。

シュミットの理論が発表されたころは、まだＤＮＡのことが分かっていなかったので、生命物質としてタンパク質がクローズアップされていました。それで、シュミットの頭にはタンパク質しかありませんでした。そのために、シュミットの理論は的外れなものになってしまいました。しかし、シュミットのアイディアは死にませんでした。

１９４０年代のなかばになると、フランスのプルマン夫妻やドーデルたちが、「Ｋ領域理論」という発ガン理論を作りあげました。タールに含まれている炭化水素群を調べてみると、発ガン性の強いものも弱いものもあります。この発ガン性の強弱を説明するのが、Ｋ領域理論でした。

自動車の排ガスやたばこの煙などに含まれている有名な発ガン物質ベンツピレンも、炭化水素の仲間です。ところが、その仲間には発ガン性の強いものも弱いものもあって、どういうことからその強弱がもたらされるかが問題でした。発ガン性のないものさえあったからです。

ところで、「エレクトロニクス」という言葉がありますが、それは、電子理論とか電子工学とかいうような意味をもつ言葉です（電子は、英語ではエレクトロンです）。

シュミットによって、発ガンの問題は、この「エレクトロニクス」の問題になりました。そしてプルマンによって、それはさらに一歩すすめられました。プルマンは、ガンのことを「電子病」と呼んだりもしたのです。

ここに出てきた「K領域」について説明をするためには、少し準備が必要です。すべての物体が、分子という目に見えないような微粒子の集合だということは、もうご存じのはずです。もし、そんなことは信じられないという人がいれば、それは、前に書いたマッハ主義者ということになります。それは、時代遅れなのです（ちなみに、飛行機の速度が音速の何倍かを表す数に「マッハ」をつけますが、マッハ主義の「マッハ」はこの「マッハ」、つまりドイツの物理学者エルンスト・マッハの「マッハ」です）。

すべての物体が分子の集合である、と最初に言ったのは、古代ギリシアの哲学者デモクリトスでした。彼は、紀元前４７０年ごろの生まれといわれています。

時代はずっとくだり、やがて、分子を割ると原子になる、という考え方が出てきました。科学がすすむと、これがまた変わって、原子が構造をもっている、という話になりました。それはつまり、中心に原子核があって、その周りを電子が回っているという仮説です。これが、デンマークのボーアの「原子模型」といわれるものです。

私の大学時代の恩師長岡半太郎先生は、「土星モデル」を提唱しました。それは、電子は土星のリングのようなものだという仮説です。ボーアは、これを修正したのでした。

こんな具合に、ミクロの世界がにぎやかになってきたことを背景にして、前に書いたラッセルが「新実在論」を唱えて、これにこたえたわけです。

続いて、電子の配置やふるまいを取り扱う必要が出てきて、「量子力学」の誕生をむかえることになりました。

「力学」という学問は、力や運動を数学的に扱う学問といってよいでしょう。この理論を作ったのはニュートンで、彼の力学は「ニュートン力学」と呼ばれてきました。

ニュートン力学は、マクロの世界の力学です。マクロの世界は、私たちの経験で分かる通り「連続」です。羽田にいた旅客機が急に見えなくなって、大阪空港に姿を現すなどということはありません。

ところが、ミクロの世界は「不連続」なのです。だから、量子力学は「不連続の世界の力学」だということになります。

この「連続」「不連続」ということを、もう少し考えてみましょう。

ところで、量子力学の「量子」とは、いったい何のことなのでしょう?

「エネルギー」という言葉をご存じだと思います。これは、ニュートン力学でも扱いますから、連続する量です。ということは、例えばカップに入れたコーヒーがさめていくとき熱が周りに逃げるわけですが、その逃げた熱量のグラフを作ってみると、それがきれぎれでもぎざぎざでもなく、なめらかだということです。

ドイツに、プランクという物理学者がいました。この人は、エネルギーは不連続である、という新しい説を唱えました。１９００年のことです。これは、「量子論」と呼ばれる、とてつもない仮説です。

プランクの量子論では、コーヒーから逃げ出す熱量のグラフは、ぎざぎざの階段状になります。20ページの図を見てください。

下の図のぎざぎざは、あくまで理論上のもので、本当をいうと、グラフに描けるほど大きなものではありません。つまり、グラフには描けないほど小さいのです。これをそのままグラフにすると、ニュートン力学のグラフと同じになってしまうでしょう。

このことから、量子力学がミクロの世界のもので、ニュートン力学がマクロの世界のものだということがよく分かります。

ガンについていえば、同じものを見ているのに、医学者に見えているものはのっぺりしたカーブで、物理学者に見えているものは板で組み立てた階段だということになります。マクロの世界ではのっぺりしたカーブも、ミクロの世界で考えれば、実は板の階段だったということです。

そして、のっぺりした方は顕微鏡を使えば見えるけれど、板の階段の方は頭で考えた理論的なものだから、逆立ちしても目に見えるようにすることができない性質のものです。

実は、エネルギーが不連続だということは、エネルギーを粒子の集合と見るところからき

連続と不連続

ニュートン力学の世界

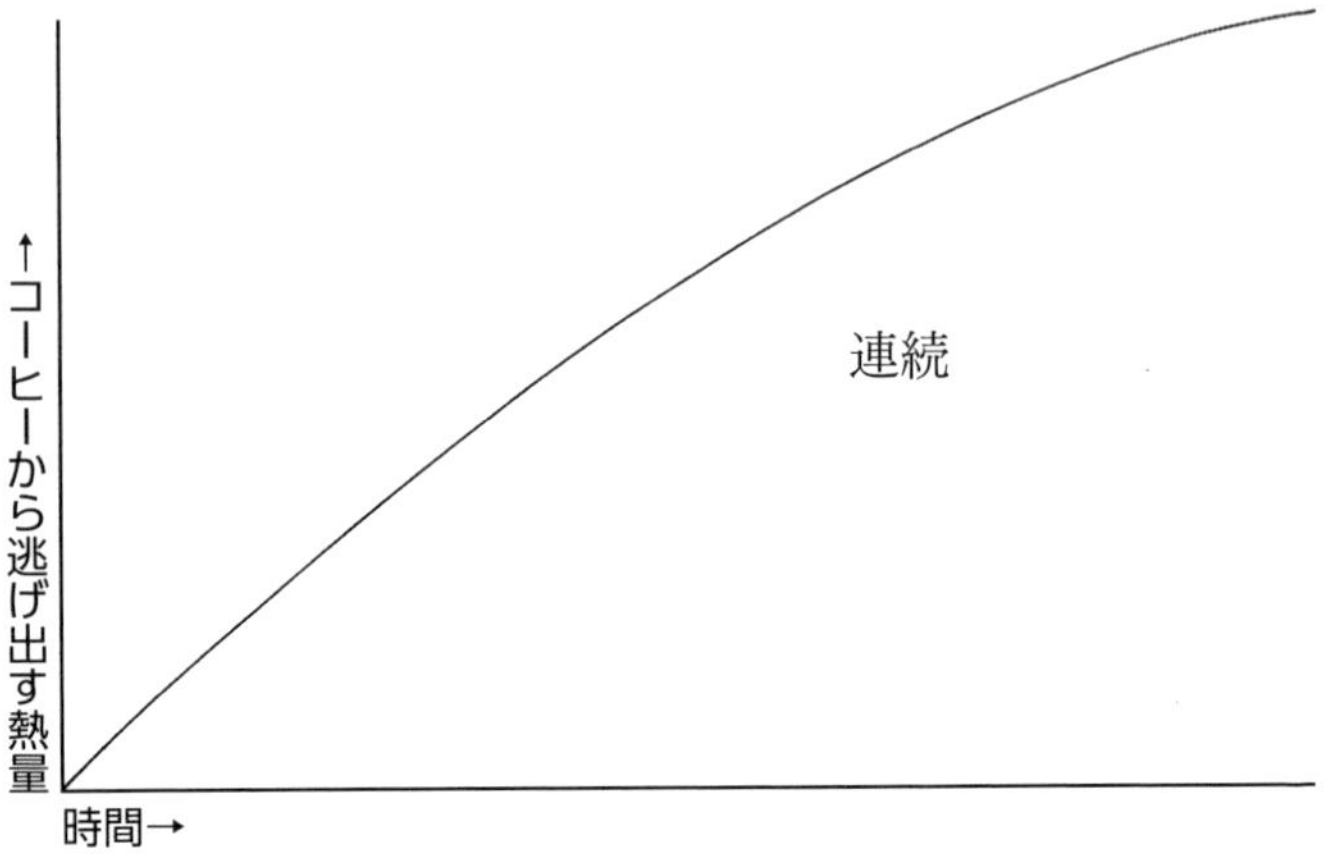

量子力学の世界

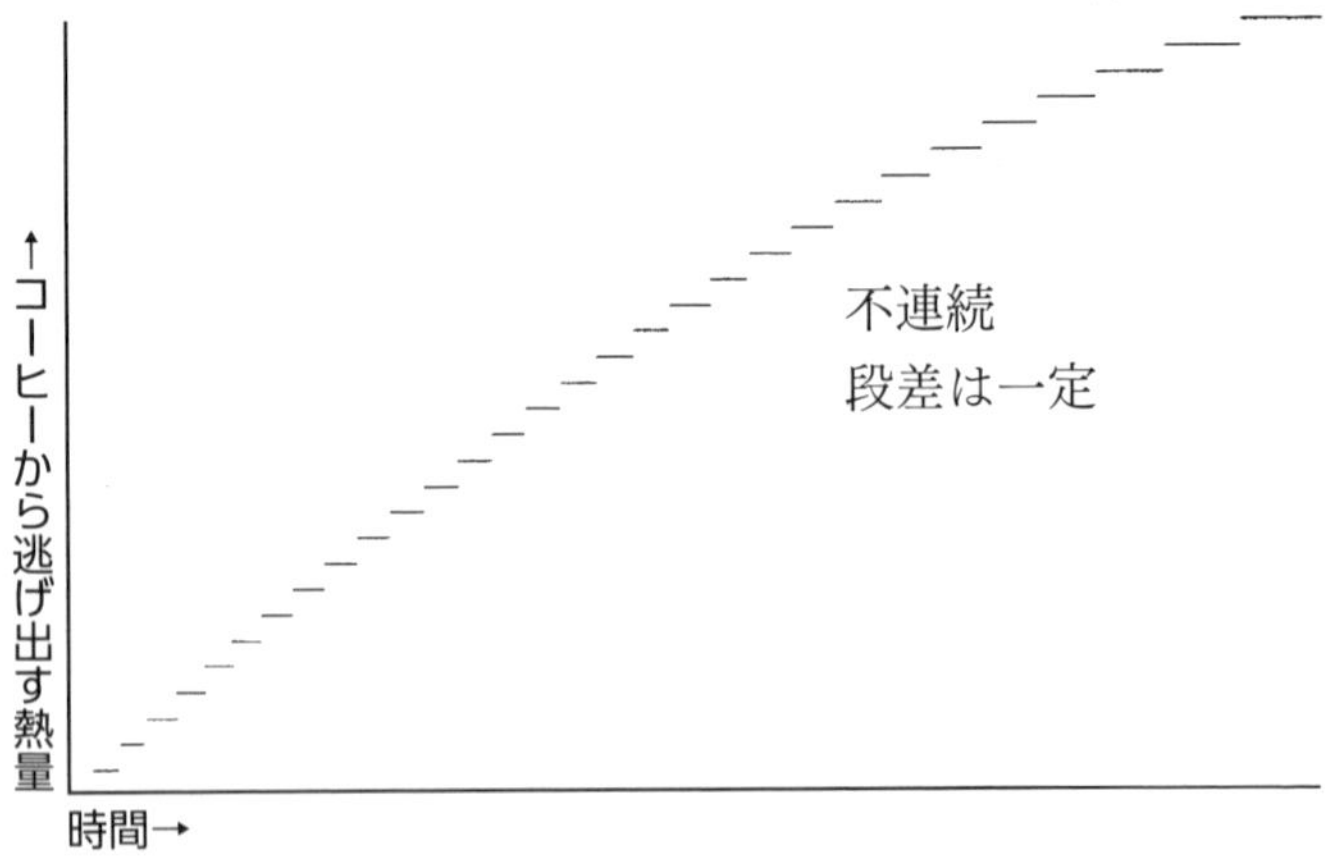

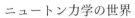

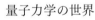

ています。その粒子は、ミクロの世界のものですから、砂粒のように目に見える道理はありません。量子とはそのエネルギーの粒子の名前ですから、コーヒーが熱を失うとき、熱が粒になってぽつんぽつんと一つずつカップから出ていく、と考えるのです。

そのコーヒーを飲むと、水や砂糖やコーヒーの分子が口の中に流れ込みます。分子一つでは大きすぎるから半分にしてくれと言われても、それはできない相談です。物体の最小単位が、分子なのですから。

エネルギーも、それと同じように、量子という単位で測られることになります。それを物質の分子論になぞらえれば、エネルギーの分子論です。これを量子論といいます。

このプランクの仮説は、あまりにもとっぴだったために、なかなか学界に受け入れてもらえませんでした。

ところで、プランクはピアノの名手でしたが、ここにバイオリンの名手がいました。その名は、アインシュタインです。私の想像では、おそらくこの2人は音楽がきっかけで知りあったに違いないと思います。そのころ、プランクは30歳代、アインシュタインは20歳代の若者でした。

プランクによって高い評価を受けたアインシュタインは、プランクの量子説を使って、みごとな理論を繰り広げました。それは、ノーベル賞をもたらした「光量子説」です。アインシュタインのノーベル物理学賞は、「相対性理論」に与えられたものではなかったのです。

この二つの学説は、同じ１９０５年に発表されたのですが。

そのころ、説明がつかなくて、物理学者を悩ませた現象がありました。それは、「光電効果」と呼ばれるものです。

光電効果とは、金属に光が当たるとそこから電子が飛び出す、という現象です。ニュートン力学的に考えると、光を強くすれば電子がたくさん出てくるはずです。ところが、いくら強い光を当てても、電子が出てこない場合がありました。

ニュートンは、光が粒子であるとする「光粒子説」を唱えましたが、アインシュタインは「光量子説」を唱えました。これは、光がエネルギーの粒子の形をとるということです。「光量子」は、その粒子に与えられた名前です。

アインシュタインは、光量子が小さすぎるとき、つまりエネルギーが少なすぎるときには電子は飛び出さない、と考えました。そして、光量子の大きさ、つまり光の粒子のもつエネルギーの量は波長に反比例する、としました。これは、波長がある程度短くないと電子が飛び出さないことを、たくみに説明する仮説となりました。

そんなことはどうだっていいではないか、ガンの予防に何の関係があるか、と言う人がいるかもしれません。しかし、ガン予防をまじめにいろはから考えるには、このような現象が分からなければなりません。根本から考えない限り、ガン予防の方法を述べても納得してもらえないほど、話はややこしいのです。もう少し、がまんして付き合ってください。

ここで、24ページの図を見てください。これは、ボーアの原子模型を、水素原子について描いたものです。

水素原子は、1個の原子核と1個の電子とからできています。その電子は、Aの状態をとることもあり、Bの状態をとることもあり、Cの状態をとることもあります。

Aでは、電子がKの軌道にいます。

Bでは、電子がLの軌道にいます。それで、Kの軌道は「空《くう》軌道」になります。

Cでは、Kの軌道とLの軌道とが空軌道になります。

電子は、許された軌道のどれにいてもよいのですが、軌道でないところにはいられません。これが、原子というミクロの世界の約束です。

この図では、軌道が円になっていますが、実際は球面です。電子は、球面上にいることはいても、どこにいるかは分かりません。位置をつきとめようとすると、速度が無限大になってしまいます。逆に速度をつきとめようとすると、今度は位置がまったく分からなくなってしまいます。

この、原子核と電子との関係は、太陽と地球との関係に、また、地球と人工衛星との関係に似ています。とはいっても、太陽系の方はマクロの世界ですからニュートン力学の世界ですし、原子の方はミクロの世界ですから量子力学の世界です。だから、そこにはマクロの世界では思いもよらないことが起きます。

水素の原子模型

A

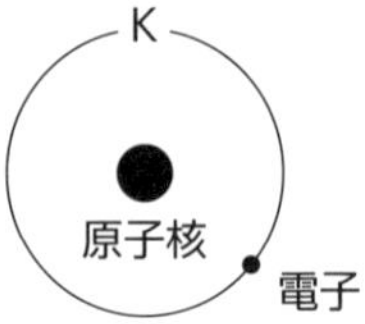

B

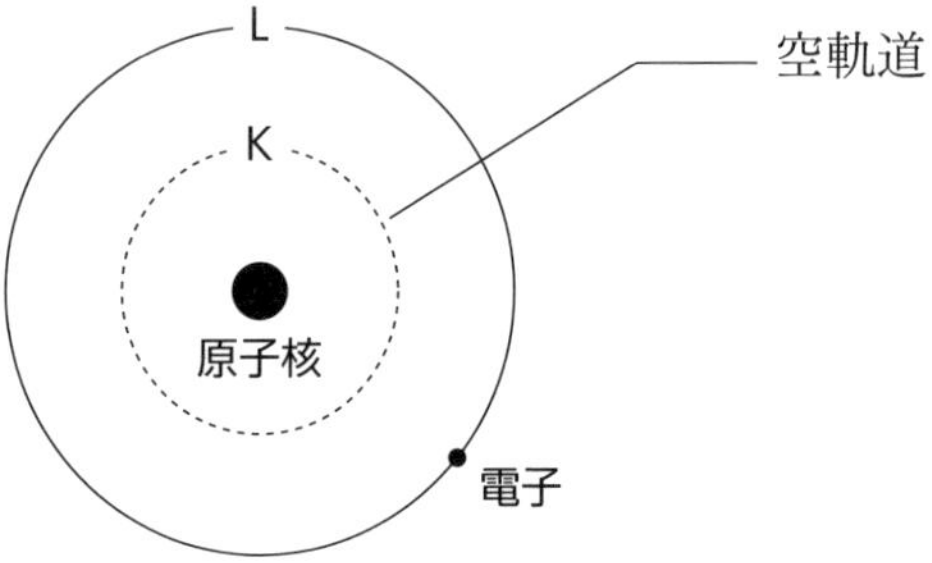

C

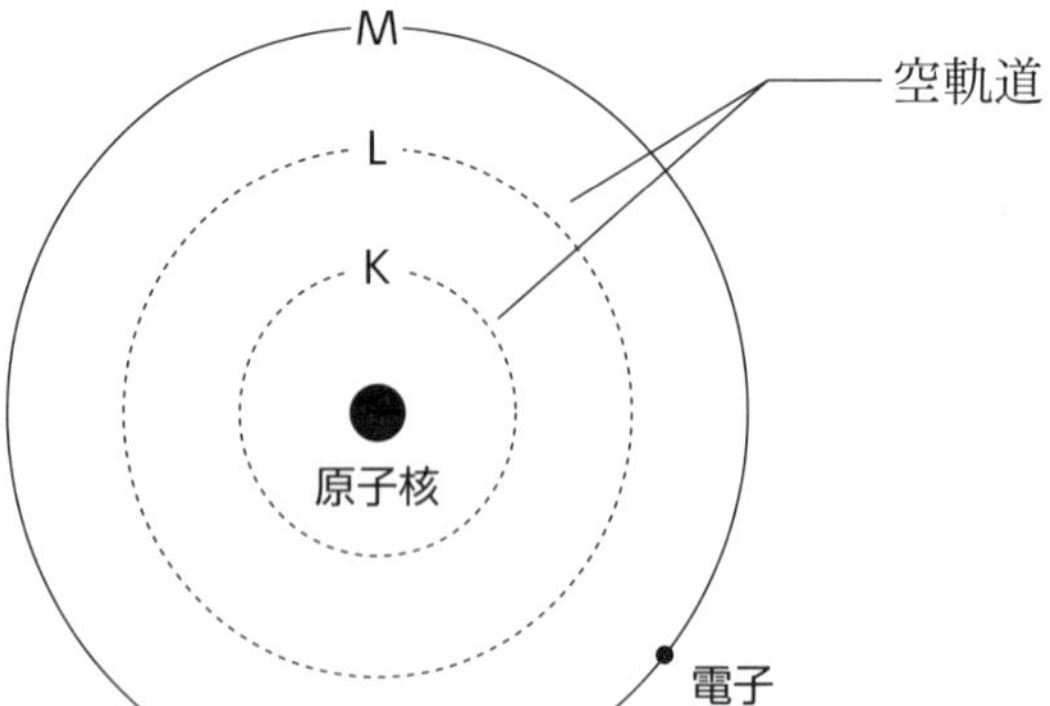

人工衛星は、速度を変えればどんな軌道でも回ることができます。速度を速くすればエネルギーが大きくなるので、地球を遠く離れた軌道を回ります。速度を遅くするとエネルギーが小さくなるので、地球に近い軌道を回ります。

人工衛星がどんな高さの軌道でも回るということは、そのエネルギーが連続とみてよいほど大きいからにほかなりません。

ところが、原子の場合は違います。24ページの図で見ると、Aのエネルギーが一番小さく、Cのエネルギーが一番大きいのですが、そこには、Kの軌道より大きくLの軌道より小さい軌道というのはありません。AとBとのエネルギーの差は1エネルギー量子で、どうしてもその中間にはなりません。このことが、エネルギーは不連続だということなのです。

私たちのよく知っている蛍光燈の放電管の中では、電子が、Lの軌道からKの軌道に移ったり、Mの軌道からKの軌道に移ったり、Mの軌道からLの軌道に移ったりしています。

このとき、エネルギーの大きいところから小さいところへ電子が移るわけですから、その差だけエネルギーが余ります。その余ったエネルギーが、光のエネルギーの形をとることによって、蛍光燈は光を出しているのです。

ところで、アインシュタインの光量子説によれば、エネルギーが大きいほど光の波長は短いはずです。ということは、Mの軌道からKの軌道へ移るときのエネルギーの放出量は、Mの軌道からLの軌道へ移るときのエネルギーの放出量より大きいので、そのとき出てくる光

蛍光燈の原理

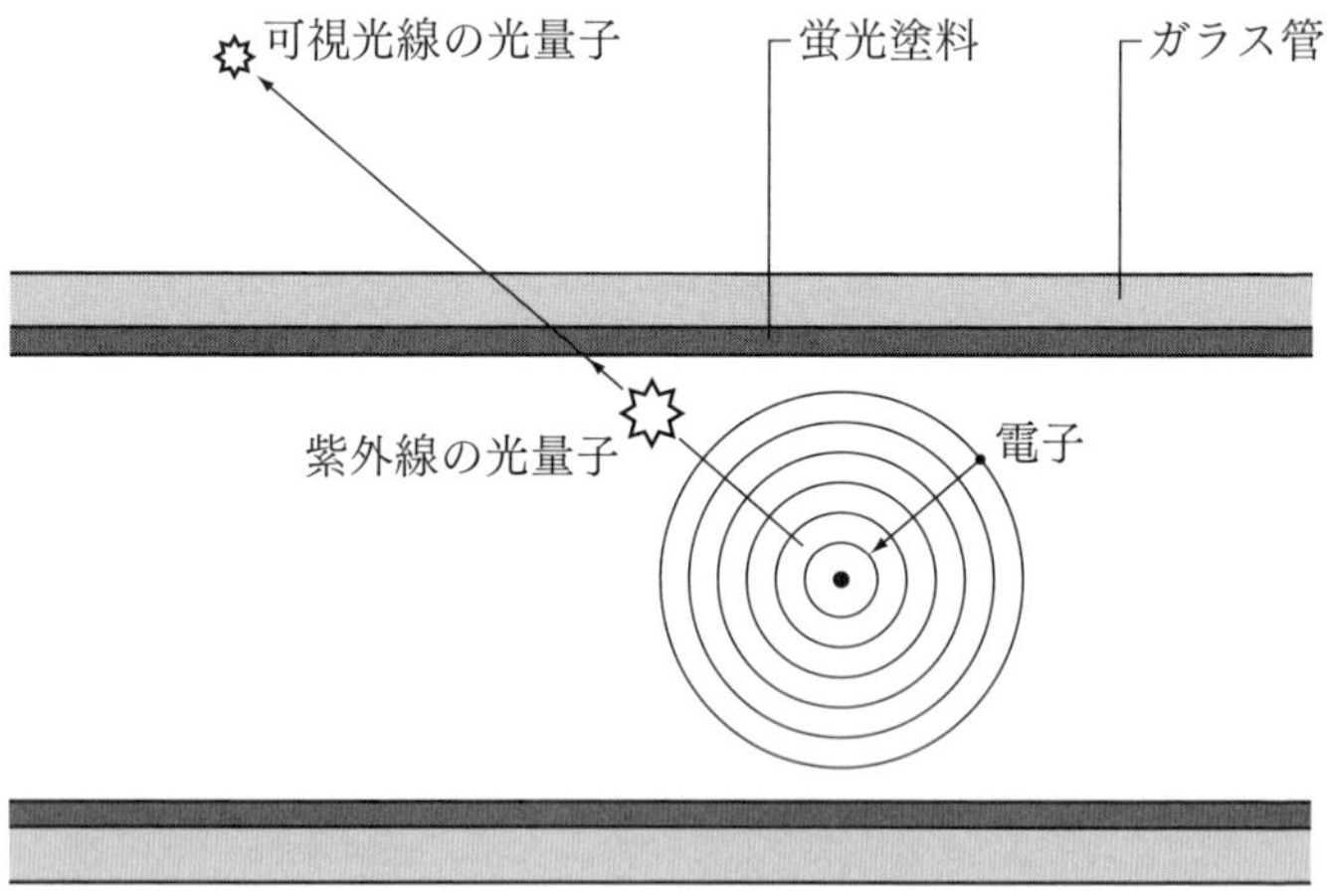

の波長は前者が後者より短い、という結論になるでしょう。そういうわけで、蛍光燈では、一つの原子からいろいろな波長の光が出ているのです。

ただし蛍光燈では、水素原子ではなく、水銀原子から光が出ています。水銀原子は水素原子よりも電子の数も多く軌道も多いのですが、そこから出る光はどれもエネルギーが大きすぎるために波長の短い紫外線ばかりになって、そのままでは目に見えません。ところが紫外線の光量子は、蛍光塗料にぶつかるとエネルギーを失います。それで、波長の長い可視光線が蛍光塗料から出てきます。これが、蛍光燈の原理です。

さて、電子が、許された軌道から別の許された軌道へ移るということは、許されていない空間を通過するということでしょう。このとき電子は、存在を許されていないところを通らなければなりません。

これは、一つの逆説です。ミクロの世界には、マクロの世界に通用しない逆説がまかり通るということです。

このことを説明すれば、電子が存在を許されないということは、粒子の形ではいられないということだから、波動の形でなら存在を許される、と考えられます。つまり電子は、粒子から波動に変身して軌道の間の空間を飛びこえる、として説明されます。これをもし詭弁とすれば、ミクロの世界には詭弁がある、といわなければならないかもしれません。

波動には「干渉」という現象があります。光の波の干渉は、よく知られています。それで、電子が波動なら干渉を起こすはずだ、と考えられていました。これを写真でとらえることによって、電子の波動説を証明したのは、1学年下のクラスの男でした。

なお、蛍光燈の中にあるガスは水素ではなくて水銀の蒸気ですから、原子核の周りの電子の数は、水素よりぐっと多くなります。しかし、そこに起きる現象は24ページの図と同じだと考えてよいのです。

ここまでは原子の話でしたが、分子となると、そこには複数個の原子核があります。原子核が増えるにつれて、周りを回る電子の数も多くなります。だから、分子というものは、中心の方にいくつかの原子核があって、周りに不規則な形の壁がある、という感じのものになります。これを、まんなかにいくつかの種があって、果肉の外側にでこぼこのある皮をかぶったアケビのような果物に例えるとよいかもしれません。

このでこぼこの皮の形を分子の形だということにして、では、実際に皮があるのと同じかというと、そうではありません。その皮というのは、電子の軌道だからです。軌道というと線状のものを想像しがちですが、実は、これは壁であり、面であるのです。このような面を「分子軌道」と呼びます。分子軌道の形がつまり分子の形だ、と思ってください。

さて、ここまできて、ようやく「K領域」の説明の準備が整ったことになります。16ページに出たプルマンのK領域理論の話を、ここで頭に浮かべてみてください。

ベンツピレンのような炭化水素の分子の形を見ると、それはLの字をねかせたような形

（T）をしています。30ページの図を見てください。このLの字の角のところが、K領域と呼ばれる位置です。K領域理論というのは、炭化水素分子の発ガン性の強弱がK領域の有無によってだけで説明できる、というものでした。

ところが、発ガン物質の中には、K領域をもたないものもあります。そうなると、K領域理論は、説明に困るわけです。発ガンについては、K領域理論にとって代わる別の理論がなければならないことになりました。ある発ガン物質はK領域をもっている、ある発ガン物質にはそんなものはないということでは、せっかくのプルマンも引っ込まないわけにはいきません。

ガン予防を考えるとき、K領域をもつ物質を身体に入れないようにすればよいというのと、それだけではだめだというのとでは、話がまったく違うことになります。

永田先生が、福井先生のフロンティア理論で発ガンの問題を研究することになったのは、ちょうどこの問題が起きた時期にあたります。ここで、福井先生にノーベル化学賞をもたらした理論を大まかにスケッチしてみましょう。

32ページの図を見てください。ここには、AとBとの二つの分子があります。Aは、30ページの図で紹介したベンツピレン分子です。そしてBは、人間の身体を作る多種多様な分子のうちの一つです。

Aにも Bにも、分子の輪郭を示す太い実線があります。これは、28ページに出てきた「分

ベンツピレン分子とその形

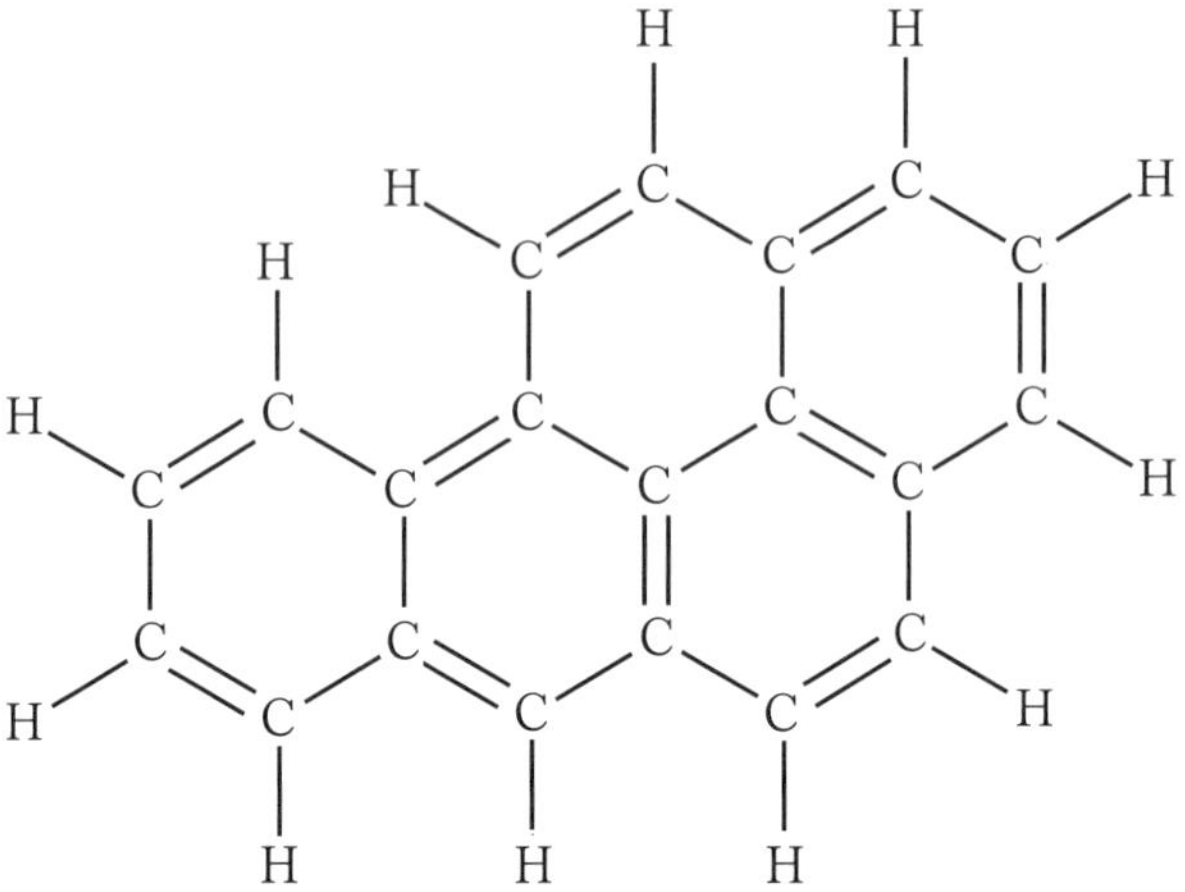

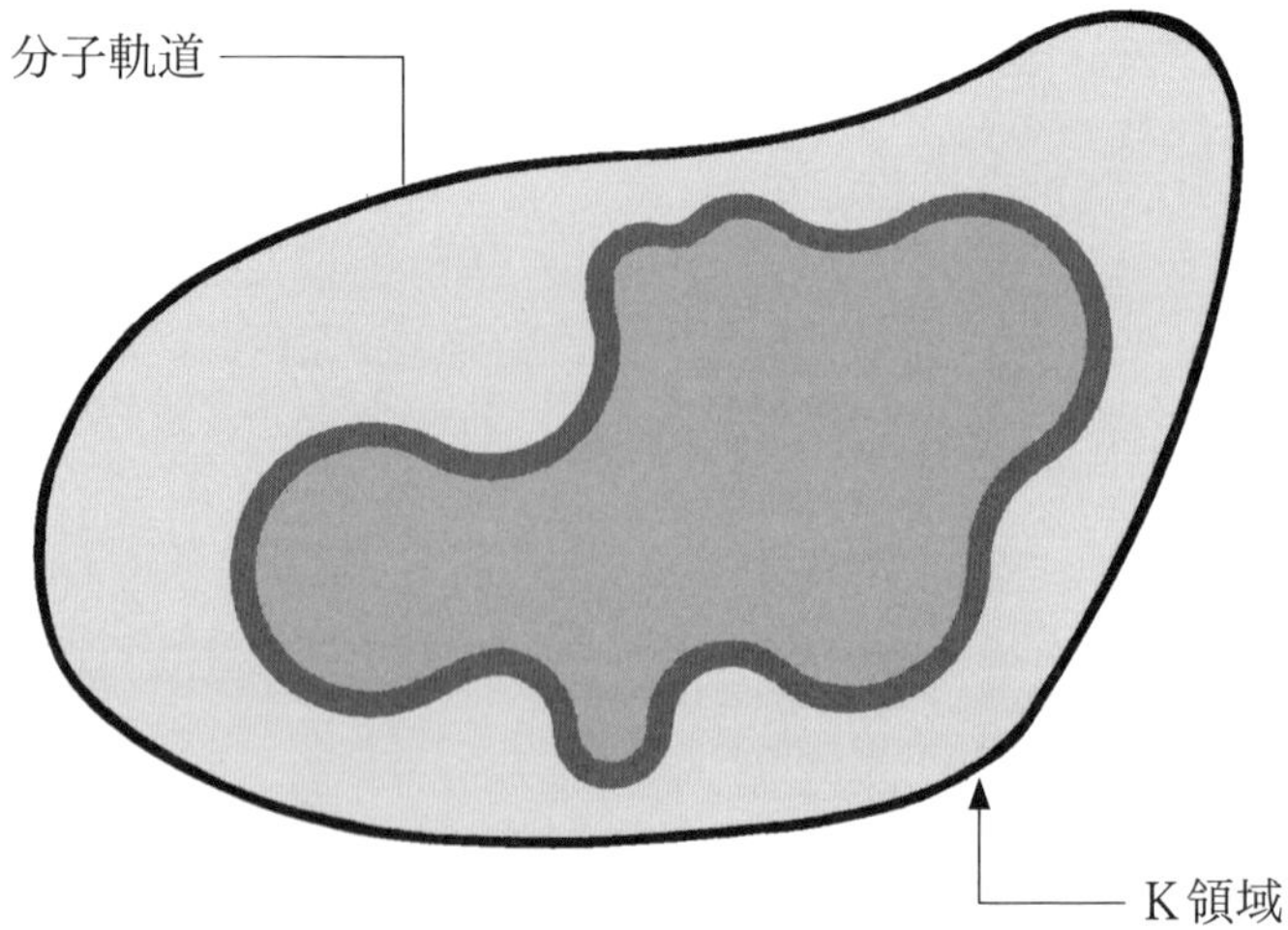

子軌道」で、この面の上には電子が遊んでいることになります。それで、これを「被占軌道」といいます。これは、電子に占領された軌道という意味です。

　また、Aには、太い実線の外側に点線があります。これらも軌道なのですが、電子がいないので「空軌道」です。

　ここに挙げた言葉は、福井理論の用語です。そして、ここに描いた太い実線と太い点線で表される軌道を「フロンティア軌道」といいます。そして、その軌道にいる電子を「フロンティア電子」といいます。

　福井理論では、このように二つの分子が近づいたとき、一方の被占軌道の電子つまりフロンティア電子が、他方の空軌道に移るようなことを「化学反応」の実体であるとしています。

　24ページの水素の原子模型の図で見てきた通り、電子に許された軌道は、幾重にもなっています。もちろん、上のベンツピレン分子の図についても同じわけです。つまり、太い実線の内側にも細い実線で描いたような軌道が幾重にもあって、それが全部被占軌道になっています。また、太い点線の外側にも細い点線で描いたような軌道が幾重にもあって、それが全部空軌道になっています。

　軌道のエネルギーは中心を離れるほど大きいわけですから、太い実線で描いた被占軌道は細い実線で描いた、どの被占軌道よりもエネルギーが大きいはずです。つまり、この被占軌道は最高のエネルギーをもっています。その意味で、この太い実線の軌道は「最高被占軌

フロンティア軌道と電子の授受

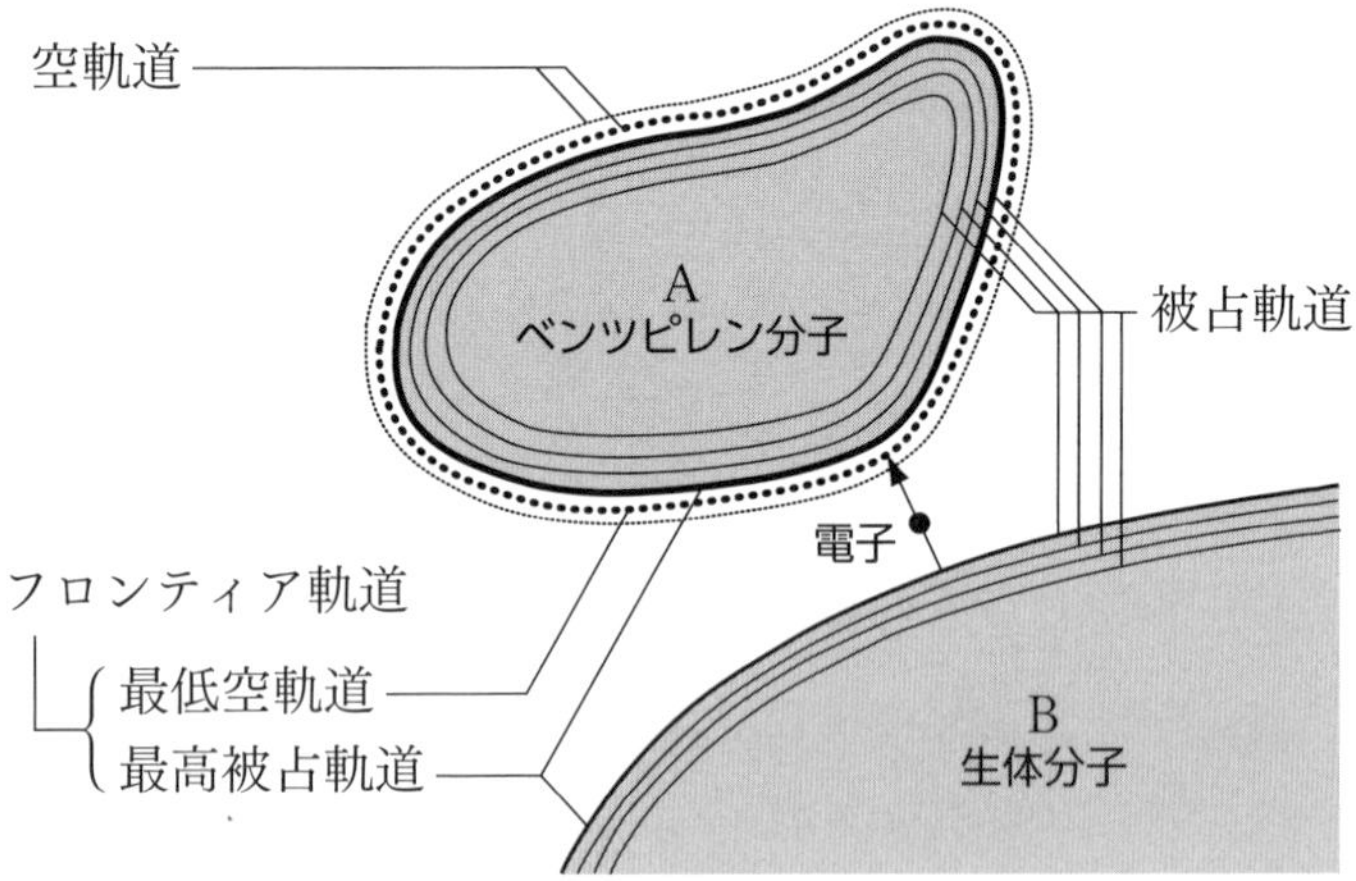

道」と呼ばれます。

一方、太い点線で描いた空軌道は細い点線で描いた、どの空軌道よりもエネルギーが小さいはずです。つまり、この空軌道のエネルギーは最低です。それで、この軌道は「最低空軌道」と呼ばれます。

フロンティア理論で大事なのは、この最高被占軌道と最低空軌道という二つのフロンティア軌道です。

もう一度32ページの図を見ると、Bの最高被占軌道つまりBの太い実線は、Aのそれよりも分子の中心から遠いことが分かります。つまり、Bの最高被占軌道のエネルギーは、Aのそれよりも大きいのです。また、Aの最低空軌道つまりAの太い点線の位置はBのそれよりも分子の中心に近く、したがって、Aの最低空軌道のエネルギーはBのそれよりも小さいことになります。

フロンティア理論では、エネルギーの大きい最高被占軌道からエネルギーの小さい最低空軌道へ電子が移ることによって反応が起きる、と考えます。

水は高いところから低いところに向かって流れることに決まっています。これは、エネルギーの大きいところから小さいところに向かって流れる、と説明することができます。血液が血管の中を流れるのも、圧力のエネルギーが大きいところから圧力のエネルギーが小さいところに向かって流れる、として説明されます。自然現象の動きは、エネルギーの大きい状態＝大きいところから、小さい状態＝小さいところに向かうのです。

だから、32ページの図の場合、Bの最高被占軌道から、Aの最低空軌道へ電子が移ることになることが分かります。これが、図では矢印で示されています。

電子が、Bの最高被占軌道からAの最低空軌道へ移るといっても、最高被占軌道の電子が最低空軌道のごく近くにこなければ電子の移動はできません。AとBが近づいたちょうどそのときに、Bの電子がAのそばにこなければ、何ごとも起きないのです。これは、まったくの偶然といってよいくらいのできごとです。

ところで、この電子の動きを見ると、Bが電子を出し、Aが電子を受け取る形になっています。Bは酸化され、Aは還元されたのです。このとき、Bを「電子供与体」といい、Aを「電子受容体」といいます。両者のエネルギーの差が大きければ大きいほど、電子は強い力で引き抜かれることになります。ということは、Bの最高被占軌道のエネルギーが大きく、Aの最低空軌道のエネルギーが小さくても、その差が大きくなければ電子は動きません。したがって、AがBを酸化することはできません。

このことを電子受容体としてのAについていえば、その最低空軌道のエネルギーが小さくなければ、その酸化作用が大きいはずはない、ということになります。具体的に言えば、ベンツピレンが強力な発ガン物質だということは、その最低空軌道のエネルギーが飛び抜けて小さいことを意味しているのです。

　このように考えると、発ガンの際、電子は、生体分子からベンツピレンの方へ、つまり発ガン物質の方へ流れるということになります。この点でも、永田先生の結論は、プルマンの結論とは逆になりました。K領域理論のプルマンは、電子の流れは発ガン物質から生体分子へ流れる、としていたのですから。

　化学反応では、「酸化」「還元」という言葉がよく使われることをご存じでしょう。もうお分かりのはずですが、「酸化」とは、電子を奪うことです。そして「還元」とは、電子を放出することです。

　すると、発ガン物質は、生体分子を酸化することになります。そして、発ガン物質は、生体分子によって還元されることになります。

　皆さんは、酸化だの還元だの電子だの、そういうたぐいのものがガンにむすびついているということをどう思いますか。こういうものは人間の身体とは無関係だ、と思ってはいませんでしたか。

　つい半世紀前まで、生物の法則は無生物の法則と違うのではないか、という意見がありました。しかし、今ではそれが違わないことが分かってきています。身体の問題も、物理や化学の問題になってきたのです。

　福井理論つまりフロンティア理論は、量子力学の理論によって、化学反応が起きるか起きないかを考える方法を与えるものとなりました。発ガンという現象は、発ガン物質と生体分子との間に起きる化学反応です。ですからこれは、まさに化学の問題なのです。

ただ、発ガン物質と呼ばれるものが、どれもこれもベンツピレンのようなふるまいをするとは限りません。「薬物代謝」という名の化学反応は、医師の薬や、食品添加物や、農薬の残留物など、さまざまな薬物に対して起きます。薬物代謝が起きると、その薬物は、無害のものに変化する場合もありますが、かえって有害性を増す場合もあります。それはつまり、ベンツピレンに負けないほど強烈な酸化力をもつ物質がベンツピレンから出てくるケースもある、ということです。簡単にいってしまえば、発ガン性をもたない薬や添加物が発ガン物質に変わることがある、ということです。そして、薬物代謝によって初めて発ガン性を表すような物質に対しても、発ガン物質という言葉を当てるのが普通です。これも、心に止めておいてください。

薬物代謝のもともとの役割は解毒作用でしょうが、とんでもないいたずらを働くこともあることを忘れてはなりません。

フロンティア理論の説明は、あえて無理な図形化をしたために、大変おおざっぱなものになりました。でもここでは、ミクロの世界のできごとが私たちマクロの世界の住人の常識から遠く離れたところで起きている、ということを分かっていただければよいのです。

ガンは、恐ろしい病気です。だから、「早期発見をして、手おくれにならないうちに手術しましょう」と言われます。しかし、発ガンの出発点はマクロの世界ではないので、早期発見の対象にはなりません。このことは、マクロの世界で「早期発見」されたとき、実はすでに手おくれになっていることを語っているわけです。

これは、ガン予防を考える上で、ミクロの世界に目を向けることが何より大切なポイントだ、ということを示しています。

では、ガン予防のためには、ミクロの世界で起きる発ガン物質と生体物質との間の電子の授受をいちはやく見つけて、その移動をくいとめる方法を考えればよい、ということになるでしょうか。

これは、筋の通った考え方かもしれません。しかし、体内で発生する発ガン物質に対しては、とても手は届きません。結局、ガン予防は、生体内で起きる異常な電子のやりとりを阻止することでなければならない、という結論になります。

ところで、私たちは「決定論」になじんでいます。例えば、ロケットを飛ばして月面の予定の場所に着陸させることができます。これは、ニュートン力学の方程式を立てて、それを解けばできることです。

こんなわけで、マクロの世界の運動には、決定論がまかり通ります。

そうかといって、マクロの世界でも、決定論の当てはまらないケースがあります。例えば、毎日アスベストのほこりをあびていても、ガンになりやすい人もあり、なりにくい人もある、ということです。これは、ミクロの世界に決定論がないということを反映している、といえるでしょう。

アポロ宇宙船の運動には、ミクロの世界の運動は関係していません。ところが、アスベストのあやしげなふるまいは、ミクロの世界の運動の結果だったのです。

マクロの世界の決定論にあたるミクロの世界の論理は、「確率論」です。

23〜25ページに、電子の位置を求めようとするとその速度がつきとめられなくなり、電子の速度を求めようとするとその位置がつきとめられなくなる、ということを書きました。これは、ハイゼンベルクの「不確定性原理」と呼ばれるものです。

これを別の言葉で表すと、位置にも速度にも「ゆらぎ」があって、位置のゆらぎと速度のゆらぎとの積をとればその値が一定である、ということになります。「ゆらぎ」は、マクロの世界にもあり、ミクロの世界にもあります。

寺田寅彦といえば、夏目漱石の小説に出てくる個性的な人物として、また『藪柑子《やぶこうじ》』『柿の種』などの随筆をものした科学者として、歴史に残る東京大学の物理学教授です。私が先生の講義を受けたのは1924年のことです。まだ、世界中で誰ひとり「ゆらぎ」に目を向けることのなかった時代に、寺田先生は、「ゆらぎ」の講義を毎週2時間ずつ1年間続けました。

量子力学の成立は1926年ですから、このときはまだ、このミクロの世界の物理学はありませんでした。そのような時代に寺田先生は、マクロの世界の「ゆらぎ」を熱心に研究していたのです。それは、決定論の当てはまらないマクロの世界の現象の研究でした。

先生は、同じ大きさのガラス板を何枚も作りました。そして、その中心に釘を当てて、ハンマーでたたくのです。するとわれめが入りますが、その模様が1枚ごとに違います。決定論ではないのです。先生は、そこに何かの法則を見つけようとしたわけです。先生の「ゆらぎ」の実験は、こんなたぐいのものでした。

ミクロの世界は「ゆらぎの世界」で、決定論はありません。それは、発ガンについてもいえます。ミクロの世界の「ゆらぎ」のさなかで物体の位置を確定するということは、位置の「ゆらぎ」をゼロにすることにあたります。ところで、それがゼロならば、速度の「ゆらぎ」を無限大としなければ、二つの積が一定になりません。

そして、これと同じことが、速度を確定しようとした場合にもいえます。

このようなことがあったとしても、電子が軌道上のどの点にいる確率が高いか、という問題は立てられます。24ページの水素の原子模型の図のAについていうと、電子がどこにいるかという確率は、K軌道上のあらゆる点で同じです。ところが、32ページのフロンティア軌道の図についていうと、電子のいる確率は、このフロンティア軌道上で一定ではありません。軌道の形がいびつだからです。この場合、確率の高いところは電子の密度が大きく、確率の低いところは電子の密度が小さいことになります。

ただ、32ページの図で分かることが一つあります。それは、Aの1分子とBの1分子との間に反応が起きるということです。

もしそこに、Bの代わりに電子をすぐに渡す性質のCという分子がやってきたとすると、Aはそこから電子を引き抜くことになります。CがBの身代わりになるのです。そこで、このCの役目をする分子が次々にBのところにやってくれば、Bは酸化されないですむことになるでしょう。そうです。これがガンを防ぐ方法なのです。

このCの役目をする物質＝ガンを防ぐ物質が、あとで説明する活性酸素除去物質です。活性酸素というのは、Aの働きをするものです。つまり、活性酸素は活性酸素除去物質によって還元されて、発ガン性を失ってしまうのです。

2　発ガンのメカニズム

ここまで読まれた読者は、ガンの発生がミクロの世界の現象であること、ミクロの世界には私たちの常識がまったく通用しないこと、などが分かってきたことでしょう。

ガンの実験は、よく動物を使って行われます。ある物質に発ガン性があるかどうかを、その物質を動物に与えることによって調べるのです。

ちょっと考えれば分かることですが、このような動物実験自体は、マクロの世界のできごとです。でも、100匹のネズミを使ったとして、100匹が100匹とも全部が同じ日に発ガンする、というような決定論は期待できません。これは、ミクロの世界の不確定性の反映だとみることができるでしょう。同じことが、人間の場合にもいえるわけです。

動物実験というものは、もともと経験主義的なものです。このいわゆる経験主義が、マクロの世界のものであって、ミクロの世界のものではないことを確認しなくてはなりません。

動物に人工的にガンを作る実験に初めて成功したのは、日本人でした。それは、東京大学の山極《やまぎわ》勝三郎・市川厚三の両先生です。2人は、ウサギの耳にコールタールを一日も欠かさずに根気よく塗り続けました。

山極先生が師事したウィルヒョウ先生は、ガンが刺激によって起きるという仮説を立てていました。このドイツの医学者は、当時、世界的な権威者でしたから、その仮説を検証するための動物実験が多くの学者によってくわだてられました。山極先生も、その1人でした。そして、成功したのは山極先生だけでした。ほかの人は、100日も続けるとやめてしまったのに、山極先生だけは1年も続けました。それが、成功の条件だったのです。

人工的にガンを作ることができるというニュースに、ガンの研究者はわきたちました。そして、動物にガンを作る実験があちらでもこちらでも始まりました。もし山極先生がヨーロッパ人だったらノーベル賞を受けたに違いないと言われるほど、その発見には大きな価値があります。

これは、1915年のことでした。そしてこのときから、ガンの研究は新しい時代をむかえたのです。

この山極先生の研究から私たちが学ぶべきことは、少なくとも二つあります。

一つは、ガンを作るということはなかなか大変なことだということです。発ガン物質が身体に入っても、おいそれとはガンにならないということです。山極先生の実験でも、ガンになったのは101匹の中のたった7匹にすぎませんでした。毎日コールタールを塗って1年もかけたというのに、です。これは、ガンという病気はちょっとやそっとでは成立しない、ということを私たちに教えてくれました。

もう一つは、私たち普通の人間は、毎日コールタールを耳に塗るようなばかげたまねはしないということです。つまり、発ガン物質の刺激をわざとしつこく繰り返すようなまねはしないということです。

この二つの教訓を考えあわせると、発ガン物質が巷にあふれているというのにガンになる人がそれほど多くはない、という事実がよく分かります。

コールタールを耳に塗り続けるなどということは誰だってやりませんが、たばこのタールを毎日飲み続ける人はいくらでもいます。ヘビースモーカーがガンを気にするのは、タールが発ガン物質だと決め込んでいるからでしょう。

たばこのタールの中には、確かに発ガン物質がいくつかあります。しかし、その量はあまりにもわずかで、とてもとてもガンを作るのには不足だと分かりました。その研究で世界に名を知られるのが、先ほど紹介した永田親義先生です。

ヘビースモーカーがガンになる率が、たばこを吸わない人のそれより高いことは事実です。そうだとすれば、たばこに発ガン物質が含まれていることは否定できません。でも、それがタールでないとすると、何なのでしょうか。

『ネーチャー』といえば、世界でもっとも古く、もっとも権威のあるイギリスの科学雑誌ですが、その1985年4月4日号（314巻6010号）に、「たばこの煙は、ヒトの細胞のDNAの鎖を切る」という永田先生のグループによる論文が載りました。これは、たばこによる発ガンの原因をめぐる論争にとどめをさすものとなりました。

それは、人間の培養細胞による実験でした。発ガンのためにはDNA分子に何らかの傷害が与えられることが必要だとすると、たばこの中のどんな物質が傷害の犯人であるかが問題になります。永田先生は、それが、タールやニコチンなどではなく、煙に含まれる過酸化水素（H_2O_2）であることをつきとめたのです。

その研究によれば、1本のたばこの煙によって、DNA分子の鎖が3000ヵ所も切れるというのです。でも、DNA分子は二本鎖《さ》になっていますから、そのうちのどちらか1本が切れても、鎖がばらりと二つに分かれる確率は非常に低いことになるでしょう。この場合、DNA分子の「傷害」というのは、そういう形で起きるようです。これが、45ページの上の図の場合です。

3000ヵ所も切れたらDNA分子がめちゃくちゃになるかというと、それほどのことはありません。なぜかというと、DNAの縄ばしごの形になったステップつまり「塩基対《つい》」の数は、30億もあるからです。30億のうちの3000ということは、100万のうちの一つということでしょう。しかも、鎖は2本ですから、切れてよい場所は、実は60億もあるわけです。そのうちの3000ヵ所が切れるということは、一方の鎖についていえば、200万に1ヵ所の割合になります。これでは、あっちでもこっちでも切れるというのではなく、切れた場所を探すのに骨が折れるといった具合です。

さらに、30億の塩基対のうち95パーセントは「イントロン」といって、遺伝とは関係のな

DNAの傷害と開裂

DNAの傷害

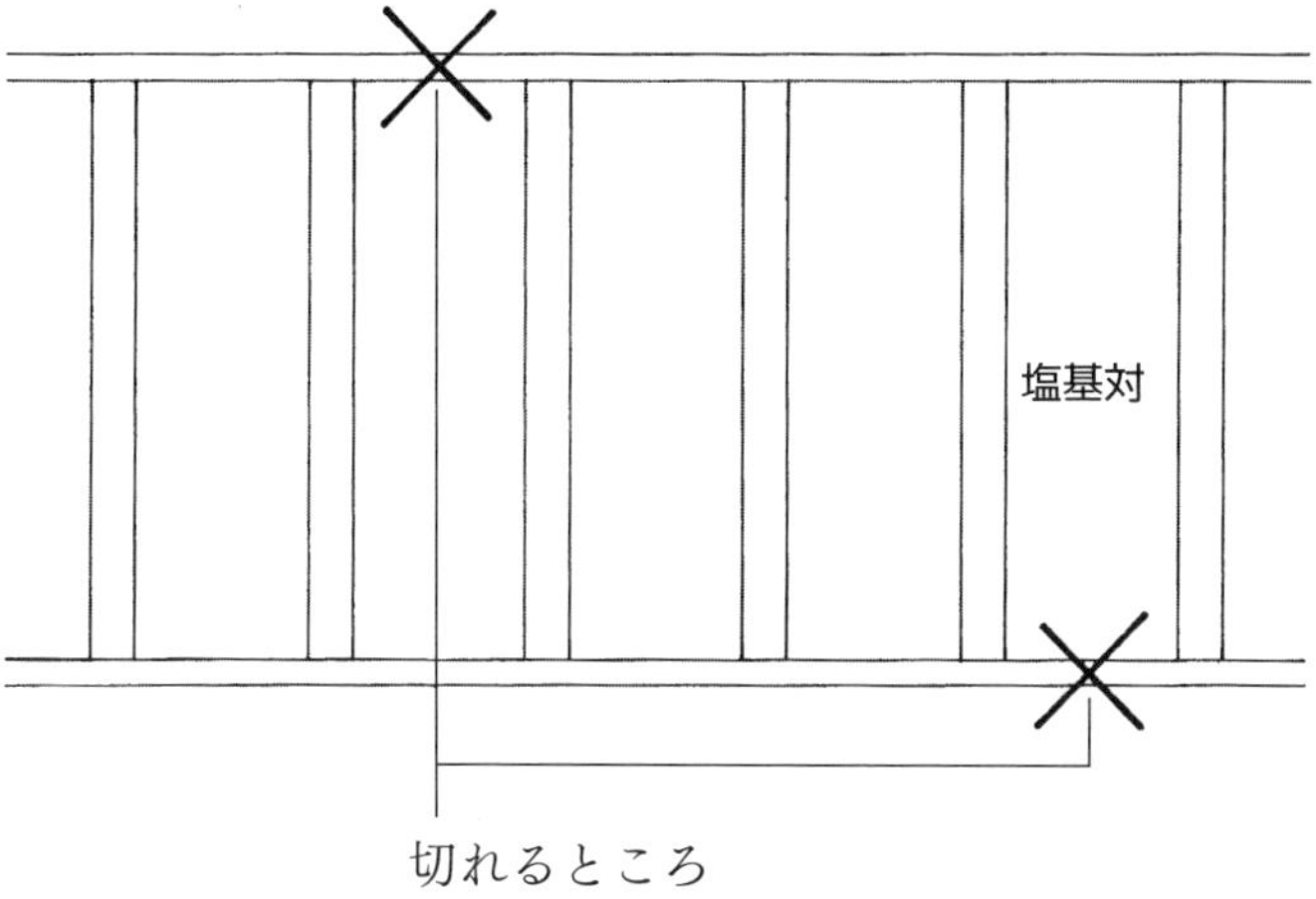

DNAの開裂

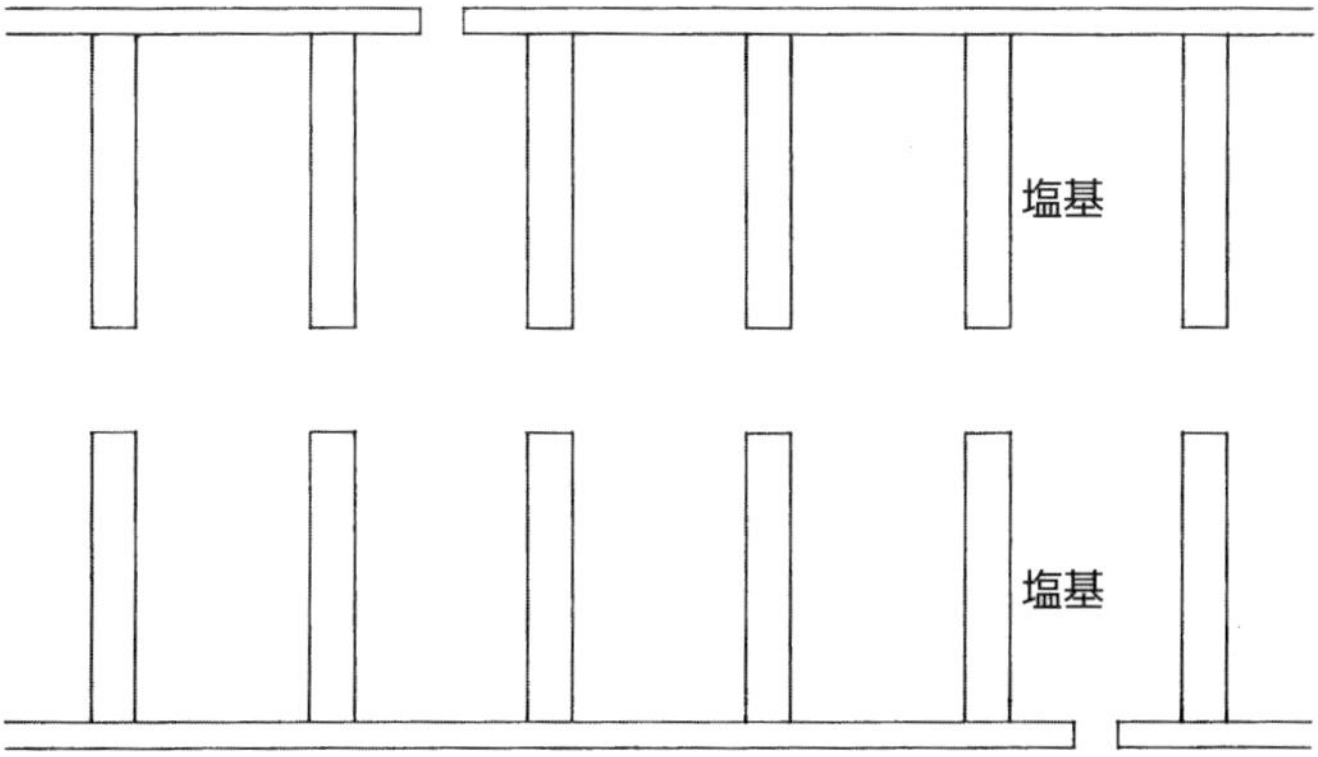

い部分になっています。だから、3000ヵ所で切れるといっても、遺伝と関係のある「エキソン」の中で切れる場所は150ヵ所しかない、という計算になります。

一方、DNAの遺伝情報が取り出されるときには、DNAが「開裂」しなければなりません。それは、二つの塩基が結合してできた塩基対が、二つに分かれることを意味します。DNAの縄ばしごが、チャックを外すときのようにまんなかから二つに分かれてしまいます。これが、45ページの下の図の場合です（詳しくは本シリーズ①『分子栄養学のすすめ』60〜71ページ参照）。

DNA分子では、一方の鎖の塩基の配列で暗号が決まりますから、開裂してできた一本鎖DNAが切れては大変です。

DNAは遺伝情報の担い手ですから、「遺伝子」そのものといっても差し支えありません。それが傷害を受けるということは、遺伝情報が狂うことになります。だからそれは、細胞が親から受けついだ作業と違った作業をやり始めるということを意味するわけです。

たばこの煙のせいで、あるエキソンの一本鎖が途中で切れたとしましょう。これは、遺伝情報の暗号がちぎれたことになります。だから、この暗号の切れはしを解読してみたところで、そのエキソンに期待される作業はできないことになります。

けれども、これだけのことなら、たばこを吸っても別に害は起きません。その細胞が決まった作業をすることができないだけのことで、そのマイナスは大騒ぎするほどのものではないのです。事件は、その細胞にしか起きないからです。

もし、この暗号文の切れはしが、同じようにしてできた別の暗号文の切れはしとつながって、それが意味をもつ暗号文になったら、そのときは大変です。この暗号文が狂った指令となって、とんでもない作業を始めることになりかねません。

結局、たばこが遺伝子を切ったところで、それが発ガンにむすびつくことはまれだと考える余地があるわけです。

親からもらった遺伝子は、個体の維持、種の保存という目的にそって、すべての細胞にそれぞれの作業を命じます。これは、一糸乱れぬ統制のとれたものでなければなりません。そのためには、遺伝子の活動にいささかも狂いがあってはいけないのです。

もし、遺伝子が傷害を受ければ、統制から外れた細胞が現れます。これが「腫瘍細胞」で、48ページの下の図にあたりますが、統制からの外れ方には、二つ考えられます。

一つは、作業の中身は変えないけれど、細胞分裂の仕方が狂って、異常増殖を始めるタイプです。これは、いわゆる「良性腫瘍」となります。

もう一つは、細胞分裂が狂って異常増殖を始めるだけでなく、作業の中身も狂ってしまうタイプです。これが問題の「ガン」で、「悪性腫瘍」と呼ばれるものになります。

ここでいう狂いは、すべてＤＮＡの傷害から起きることを確認しておきましょう。

ところで、「ガン遺伝子」とか「ガン抑制遺伝子」というものが見つかった現在では、も

細胞増殖のパターン

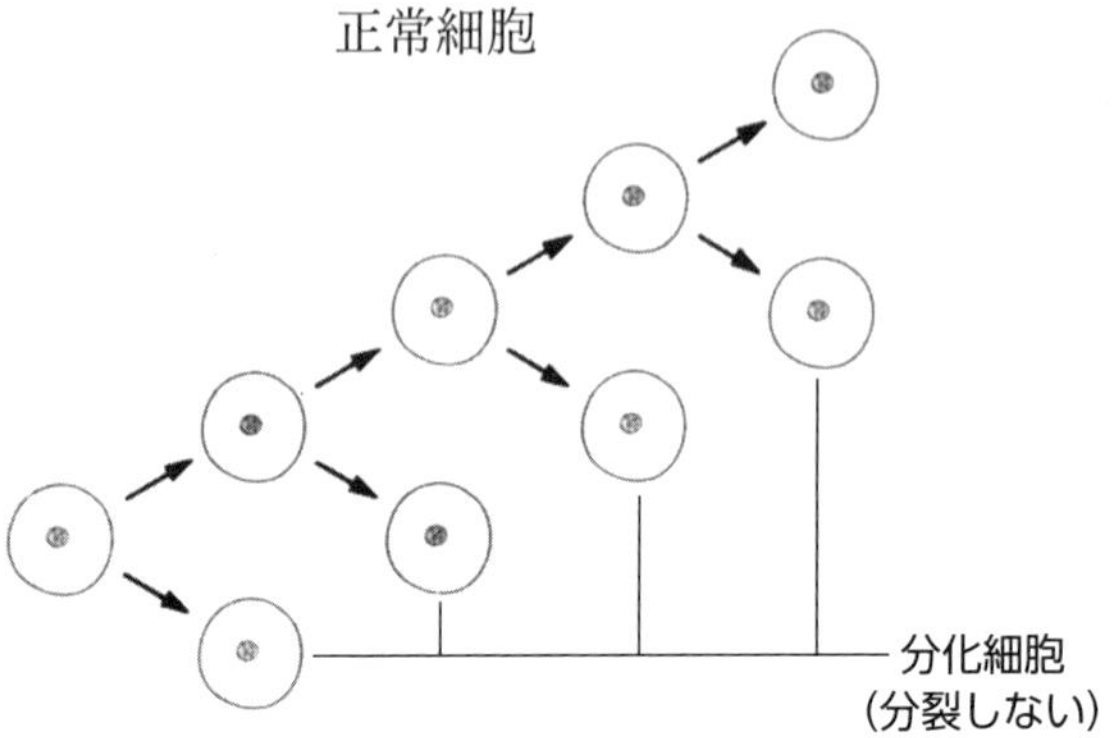
正常細胞
分化細胞
(分裂しない)

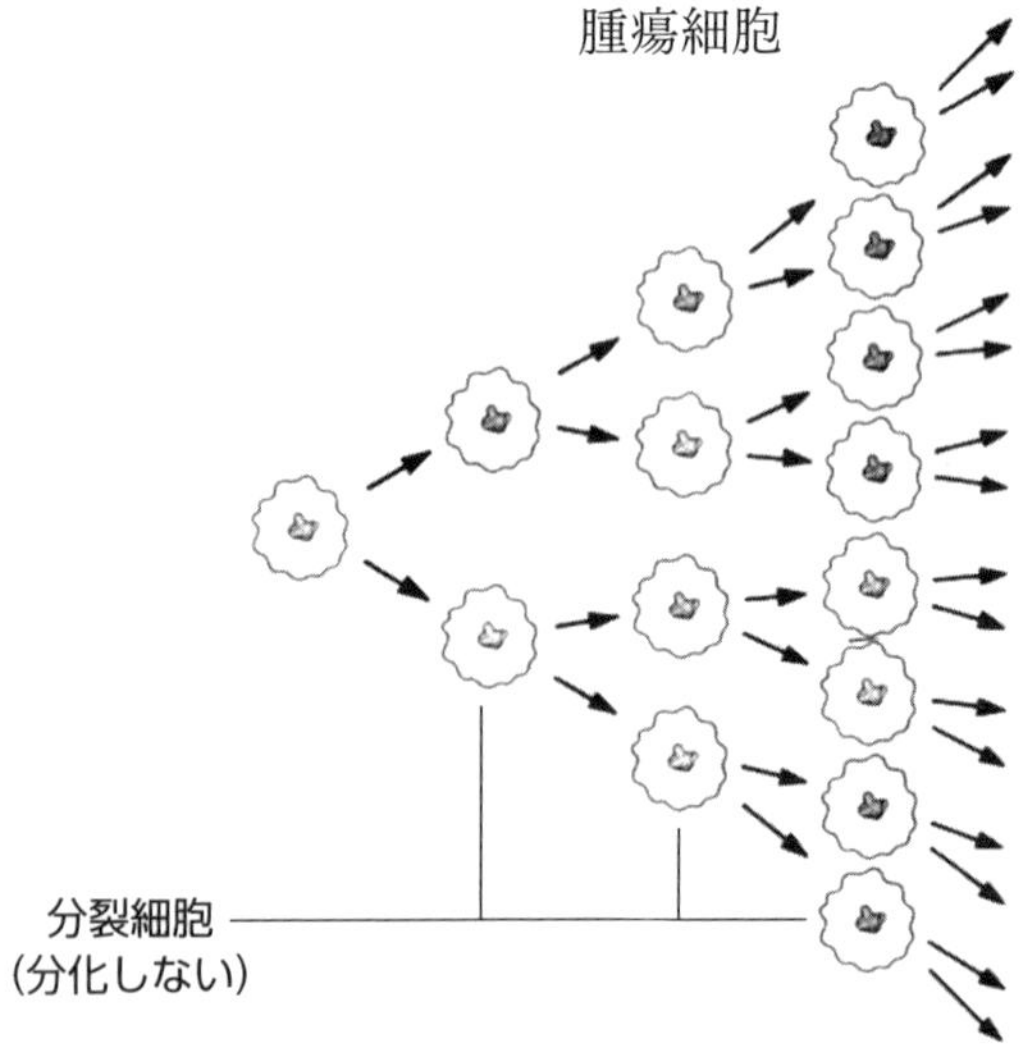
腫瘍細胞
分裂細胞
(分化しない)

う少しはっきりした考え方ができるようになりました。それは、例えばガン抑制遺伝子が傷害を受けるような場合です。それから、ガン遺伝子のとなりにあって、その発動をおさえ込んでいる遺伝子（これは、ガン抑制遺伝子とは違います）が傷害される場合です。これはおもしろいことなので、１４０ページの「８　ガン遺伝子とガン抑制遺伝子」で詳しく取り上げることにしましょう。

ガンの場合、細胞分裂の異常と作業の異常との、二つの狂いがだぶらなければならないことが分かりました。ガン成立の順序からいうと、まずはじめに作業の狂いがあって、次に細胞分裂の狂いが起きるとされています。このように、ガン成立のためには、異常が2回起きなければなりません。これを、「発ガン2段階説」といいます。

発ガン2段階説では、第1段階を「イニシエーション」といい、第2段階を「プロモーション」といいます。日本語では、イニシエーションを「引金段階」、プロモーションを「後押段階」としています。なお、英語のイニシエーションには開始、プロモーションには増進の意味があります。

プロモーションは、1回の狂いだけではうまくいかないので、これにも4段階ぐらいの異変があるらしいとして、「発ガン5段階説」などというものも唱えられています。5回もの手続きを経ないとガンがうまくできないことを知ると、成立の面からみても、ガンがなかなかの難物だということがよく分かってくるではありませんか。

発ガンの研究で、永田先生がプルマンとは逆の説を唱えたことを35ページに書きました。それは、ベンツピレンが生体分子に働きかけるやり方の問題でした。そして、それは電子のやりとりの問題でした。永田先生は、プルマンとは逆に、生体分子から発ガン物質に向かって電子が移るのだ、としたことを思い出してみましょう。

このとき、生体分子は電子を引き抜かれることになりますが、これはいわゆる「酸化」にあたります。酸化とは、電子を引き抜かれる過程を指す言葉だからです。ベンツピレンは、身体を作る分子を酸化したのです。コールタールは、ウサギの耳の皮膚を作る分子を酸化しました。それがもとで、ここにガンができたという経過になります。

たばこの発ガン物質が煙の中の過酸化水素ということだとすると、過酸化水素がDNAの鎖から電子を抜き取って、DNA分子を酸化したために、そこに異変が起きたということになります。

たばこの煙が最初に出会う生体分子は、肺を組み立てている分子に違いありません。その分子にはいろいろなものがありますが、ガンに直にむすびつく分子はDNA分子のはずです。だから、たばこを吸うと肺ガンになる、という図式ができることになります。

過酸化水素という物質はなかなかしぶといので、血液に入るとどこまでも流れていきます。そして、肺の外へ出て、よその細胞のDNA分子に働きかけることがないではありません。

過酸化水素がこんなにあぶないものだとすると、それが身体のどこかに存在することは、命に関わることです。そのために、私たちの身体は、原則としてそういう危険物への対策を整えています。このような仕組みには、「生体の合目的性」という言葉がぴったりしています。

生体とは、生物の身体のことですから、さしあたり、私たちの身体を意味します。すべての生物の目的は、個体の維持と種の保存です。生体は、この目的にかなうように働きます。そのことを、生体の合目的性といいます。

発ガン物質は、生体の合目的性の敵です。これにやられたら、個体の維持があぶなくなるからです。生体に合目的性があるのなら、この敵をやっつける方法ももっているはずです。

過酸化水素対策として、私たちの身体が用意しているものは二つあります。一つは「カタラーゼ」、もう一つは「グルタチオンペルオキシダーゼ」です。この二つは、どちらも「酵素」です。人体は、3000種ぐらいの酵素をもっているといわれますが、これもその仲間に入ります（酵素については、次の項で改めてふれますが、詳しくは本シリーズ⑤『成人病は予防できる』をお読みください）。

なお、カタラーゼは、鉄化合物なので「鉄酵素」の仲間です。また、グルタチオンペルオキシダーゼは、セレン（セレニウム）を含んでいるので「セレン酵素」の仲間です。身体の中で鉄やセレンが欠乏していると、こういうものは作れません。これは、栄養上の問題です。

さて、カタラーゼやグルタチオンペルオキシダーゼが働きかけると、過酸化水素はただの水になってしまいます。これを、過酸化水素の除去といいます。また、このように過酸化水素を除去する物質を、過酸化水素の「スカベンジャー」(除去物質)といいます。

グルタチオンペルオキシダーゼは、過酸化水素を水にすると、自分はほかのものになってしまいます。ところが、ビタミンB_2があると、またもとのグルタチオンペルオキシダーゼに戻ります。これもまた、栄養上の問題になるわけです。

とにかく、私たちの身体はカタラーゼやグルタチオンペルオキシダーゼを至るところに用意していますから、たばこの煙の中の過酸化水素が肺から血液に入っていたずらをする可能性はほとんどない、と考えてよいでしょう。

ところで、ベンツピレンや過酸化水素は、生体分子を酸化する性質をもっている物質ですから、酸化剤ということができます。そこで、発ガン物質イコール酸化剤、という図式があってよいことになります。

もちろん、酸化剤には、酸化作用つまり相手から電子を引き抜く作用の強いものも弱いものもあります。しかし、発ガン物質を考えると、弱い酸化剤では発ガン作用も弱く、問題になりません。だから、発ガン物質イコール強い酸化剤といってよいことになります。

ここに、強い酸化剤つまり発ガン物質の例として、ベンツピレンと過酸化水素の二つが出てきました。ベンツピレンは自動車の排ガスに含まれているものだし、過酸化水素はたばこの煙に含まれているものですから、両方とも身体の外にある発ガン物質です。これらはつまり、外因性の発ガン物質です。したがって、排ガスのないところでたばこを吸わずにいれば、これらの発ガン物質にやられる心配はないことになります。

もっとも、ベンツピレンは、自動車と関係のないところにもあります。あの山極先生がウサギの耳に塗ったコールタールの発ガン性は、主としてベンツピレンにあることがその後の研究でつきとめられました。

コールタールは混合物で、その中にはいくつもの発ガン物質があります。その中でもっとも強力なものが、ベンツピレンだったのです。

外因性の発ガン物質は、ベンツピレンと過酸化水素だけではありません。アゾ色素とか、やはりコールタールに含まれているベンズアントラセンとか、カビ毒など、外因性の発ガン物質は無数にあります。これらの発ガン性について、永田先生は、一つの法則を発見しました。

それは、「発ガン物質は、求電子体として、生体内の求核体と反応する」というものです。「求電子体」とは、字に見る通り電子を求めるものという意味ですから、相手から電子を引き抜く作用をもつもの、つまり酸化剤ということです。だから、これを「電子受容体」と呼ぶことがあります。

いくら求電子体があっても、電子を手ばなしてくれる相手がなくては話になりません。この、電子を手ばなしてくれるものが、つまり「求核体」と呼ばれるものです。これは、「電子供与体」ともいわれます。

ややこしい言葉が、続きました。電子供与体というのは分かるとしても、これが求核体のことだというのは、なぜでしょうか。

電子供与体は、相手があって初めて電子を差し出します。電子を引き抜いてもらうのです。このとき、電子供与体は、相手の電子受容体に近づくことになります。ということは、相手の中心にある「核」に近づくことになります。だから、求核体という名前がついたのです。

化学反応というものは、一般に、電子受容体と電子供与体との間に、すなわち求電子体と求核体との間に起きる現象ですから、こわい発ガンという現象もありふれた化学反応の一つにすぎなかったということです。ただそれが、体内の生体分子の異常反応だというだけのことです。

永田先生のこの発ガン法則は、発表されてから10年ほどのちにアメリカのミラー夫妻によってようやく再確認され、ゆるぎないものとなりました。すべての発ガン物質は求電子体=電子受容体であることが、ここで明らかになりました。これは、1970年代に入ってからのことですから、まったく新しい理論といってよいでしょう。

このように発ガン物質の特性が分かってみると、内因性と外因性の区別も大いして意味がないことになりました。ことに外因性の発ガン物質といわれるもの、例えばベンツピレンが、体内の薬物代謝によって、さらに酸化力が強く、しかもＤＮＡと結合しやすい物質に変わることが発見されるにおよんで、発ガンのメカニズムについての考え方が一段と深まりました。簡単にいってしまえば、外因性の発ガン物質が、さらに強力な内因性の発ガン物質に変わる場合があることが分かったのです。

ベンツピレンや、残留農薬や、食品添加物など、身体にとって無用だったり有害だったりする物質があると、その始末をする化学反応が起きます。これを「薬物代謝」と呼ぶことは、36〜37ページで説明した通りです。

薬物といえば、医者の薬のことかと思いがちですが、英語ではドラッグですから、もっと広い意味をもっています。医者の薬はもちろんのこと、副腎皮質ホルモンや性ホルモンなど、いわゆるホルモンの仲間までがここに含まれます。

51ページで、過酸化水素の除去には酵素が働くとしましたが、これも薬物代謝です。薬物代謝で働く酵素の主役は、「チトクロームP450」という名の鉄酵素です。

この酵素を作るには、もちろん鉄がなければなりませんが、ビタミンCやビタミンEもなければなりません。ここでもまた、栄養上の問題が出てきました。

チトクロームP450は、日本の佐藤了博士・大村恒雄博士によって発見されたといってよい酵素ですが、これは非常に大事な酵素だということが、だんだんに分かってきました。

なお、この450というのは、光の波長450ナノメートル（1ナノメートルは100万分の1ミリメートル）に、ちなんだものです。

このチトクロームＰ４５０がベンツピレンに働くと、ＤＮＡに対する傷害性の強い物質ができます。これと同じように、この薬物代謝によって発ガン性の強くなる物質がほかにもたくさんあることが分かってきました。

昔は、薬物代謝といえば解毒の代名詞みたいに考えられていましたが、詳しい研究がすすんで、これが解毒的に働く場合がある一方、かえってこわい物質を作る場合もあることが分かってきて、話がややこしくなりました。

チトクロームＰ４５０による薬物代謝が、解毒作用を表す例を一つ挙げておきましょう。それは、アルコールの場合です。酒を飲むと、そのアルコールは二つの経路で無毒化され、水（H_2O）と二酸化炭素（CO_2）という、まったく無害な物質になってしまいます。その経路の一つが、チトクロームＰ４５０によることが分かりました。

このチトクロームＰ４５０という酵素は、薬物代謝の主役であるばかりでなく、いろいろな代謝に顔を出します。例えば、性ホルモンや副腎皮質ホルモンを作る代謝がそれです。これらのステロイドホルモンはコレステロールを変形して作られるものですが、その何段階かの代謝の一つにチトクロームＰ４５０が関わっています。ステロイドホルモンの分解にも、チトクロームＰ４５０が役割をもっているのです。

「ステロイド」という言葉はご存じの方が多いと思いますので、それについて一言しておきましょう。ステロイドとは、コレステロールの仲間という意味です。性ホルモンも副腎皮質ホルモンも、コレステロールの誘導体なのでステロイドといわれます。ステロイドホルモンによく似た合成の薬品が、ステロイド剤（単にステロイドともいう）です。ステロイドの原料には、よくヤマノイモが使われます。

生命の営みのすべては、酵素の支配のもとにあります。だから、どの酵素にも大事な役目があるわけですが、とりわけチトクロームＰ４５０は大切な酵素です。

チトクロームＰ４５０については、もう一つ、見逃せない問題があります。それは、この酵素が働くときに副産物として発ガン物質が発生する、というおそるべき事実があることです。

このことは、ガン予防のためには、チトクロームＰ４５０の働く場面を狭くする必要があることを示している、といわなければなりません。

3　活性酸素の登場

ガンという私たちの命を狙う恐ろじい病気が、その発端は電子顕微鏡でも見えないミクロの世界のできごとだということが分かりました。発ガンそのものは、「早期発見」に引っかかるような、生やさしいしろものではなく、身体の組織を組み立てているたった一つの分子が電子を引き抜かれるという、とてつもなく小さな、しかし重大な事件でした。

このことから私たちは、電子という、分子よりも原子よりも小さな粒子のふるまいをゆるがせにできないことが分かりました。

広島・長崎に原子爆弾が落とされたころ、私に「日本にも原子はありますか」と尋ねた人がいました。当時の一般市民の科学知識は、そんなものだったのです。今日《こんにち》、もし「電子はどこにありますか」と尋ねる人がいたら、私はそのときよりもっとひどく驚くことでしょう。

電子は、万物を組み立てる素粒子の一つですから、あらゆる物体の中にあります。電子は、紙にも、水にも、パンにも、人間にも、いっぱいつまっています。ただし、その大部分は、原子核に引きつけられて、分子の中に閉じ込められています。

化学反応といわれる現象があります。これは、化学変化ともいいますが、分子の構造が変わることです。

分子は原子の集合ですから、化学反応が起きるとその集合の様子が変わります。もちろん、集合のメンバーが増えたり減ったりすることもあります。

化学反応は、あっちでもこっちでも起きていますが、それが特に激しいのは、動物や植物の身体です。つまり、生体です。

生体の化学反応の大部分は、ＤＮＡつまり遺伝子の指令によるものです。そして、ＤＮＡの指令による反応が、特に「代謝」と呼ばれます。

動物でも植物でも、身体の温度はさほど高いものではありません。すべての代謝は、このように低温で起きるのが特徴です。

私たちの身近にある化学反応には、都市ガスの燃焼とか、ガソリンの爆発などがありますが、どれもこれも高温で起きます。温度が低いと、スピーディーな化学反応は起きません。その点で、生体内にみられる代謝という名の化学反応は、普通の化学反応と違うことが分かります。

角砂糖は、マッチの火をもっていっても燃えません。温度が低すぎるからです。ところが、ここにたばこの灰をまぶしつけておくと、火がつきます。たばこの灰のなかだちがあると、角砂糖は低い温度でも燃えます。

このたばこの灰のように、化学反応を助ける物質を「触媒」といいます。生体には触媒の働きをするものがあるに違いない、と考えてよいのです。そして、その物質を「酵素」と呼びます。酵素のおかげで、私たちの身体は、低い温度で砂糖を燃やし、そこからエネルギーを取り出すような芸当ができるのです。

酵素は、すべてタンパク質です。タンパク質は20種のアミノ酸をつないだ鎖で、そのアミノ酸の配列の違いによってタンパク質の働きが違ってきます。そして、アミノ酸の配列つまりタンパク質の設計図となるのがＤＮＡであり、遺伝子であるといってよいのです。

私たちの身体は、３０００種の酵素をもつといわれます。それが一つでも狂ったら、正常な代謝ができなくなります。そして、その例がガンです。だから、ガンを予防するということは、とりもなおさずＤＮＡの保全をはかることにほかなりません。

酵素というものは、原則として、必要なときに必要な量を自分で作るべきものです。

そして、酵素はタンパク質ですから、低タンパク食では酵素の欠乏があり得ると考えなければなりません。この点でもガン予防は、栄養上の問題だといえるわけです。

ＤＮＡが酵素の設計図だといっても、それは例え話で、実際に図面があるわけではありません。アミノ酸の配列が、暗号で記されています。それは、暗号文のように長いものですから、ＤＮＡは長い鎖のような分子になっているわけです。

暗号文は、一字の間違いがあっても、意味がとれなくなったり、意味が違ってきたりします。だから、ＤＮＡの損傷はこわいのです。

ところで、生体の化学反応の大部分が代謝だということは、代謝でない化学反応もあるということを意味します。そして、DNAの指令によらない化学反応は、もともとの生命の営みではないので、合目的でないと思って間違いありません。日焼けも、発ガンも、アテローム硬化も、DNAの指令によらない、つまり生体の統制を外れた反目的的現象です。

そこで、このように有害な生体反応が、どのようにして起きるかを考えてみましょう。そうすることによって、有害な生体反応の一つである発ガンを一般論の形で考えることになるわけです。

ところで、理論というものは、一般論の形をとらなければなりません。そして、一般論として確立された理論では、そこから導かれる理論もまた正しいと考えることができます。これから説明するのは、そういう理論です。

さて、ここにある化合物があります。それは、水でも、石ころでも、タンパク質でもかまいません。この分子は原子の集合ですが、これを二つの原子または原子団が結合したものだと考えることにしましょう。それを、AとBとの二つとします。そして、AとBとがどんな具合に結合しているかを考えます。

これは、いわゆる「化学結合論」です。その研究は、ポーリングや福井先生をはじめとして、多くの化学者にノーベル賞の栄誉をもたらすほど大変高度なもので、この本で簡単に説明できるようなちゃちなものではありません。

ここでは、63ページの図のようにAとBとが2個の電子のなかだちで結合している場合をとります。AとBとは2個の電子を共有することによって結合しているので、この結合の仕方を「共有結合」といいます。

念のためにお断りしますが、共有結合は化学結合の一つであって、すべてではない、ということを心に留めておいてください。

共有結合の理解を助けるために、次のような話をこしらえてみました。

ここに、ダイヤのイヤリングがあるとします。そして、それをはさんで2人の女性がいます。イヤリングは2人の大事な共有物なので、2人は一緒にイヤリングをにぎりしめています。

そこに無法者がやってきて、2人に離れるように強要します。すると、2人は仕方なく、イヤリングを一つずつに分けて離れます。

この話でのイヤリングは、電子にあたります。AとBが結合しているとき、電子は対《つい》になっています。これは、イヤリングがペアになっているのによく似ています。これを「対《つい》電子」といいます。共有結合は、二つの電子がペアになった対電子が仲をとりもっているのです。

別の言葉でいうと、こうなります。AもBも、それぞれが中心に原子核のかたまりをもっています。その二つのかたまりの間に、2個の電子がはさまっています。この電子は、協力して二つのかたまりが離れないようにしています。この結合の力は、量子力学で説明される特別な力です。

こういうわけで、ここに化学結合論の一つの場面が出てきたことになります。

イヤリングと2人の女性の例え話の中に無法者が現れましたが、これは、AとBを引き離すのに、強い力、大きなエネルギーがいる、ということを表しています。共有結合を引き離すには、相当のエネルギーがいるのです。

具体的にいえば、短波長の紫外線とか、放射線とか、高い温度とか、大きな化学エネルギーなどが働かなければなりません。

2人の女性は、イヤリングの片われを一つずつもって離れました。共有結合が外れた場合も、離れたAとBとは、対電子の片われを一つずつもっています。これを「不対電子」といいます。

共有結合

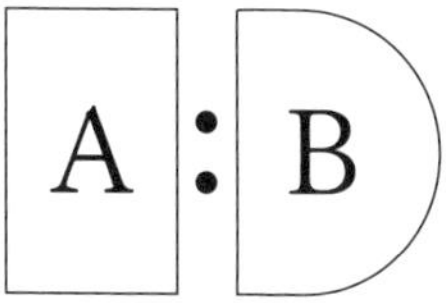

注　ドット(・)は電子

そして、不対電子をもった原子または原子団を「フリーラジカル」（遊離基）といいます。フリーラジカルという言葉は長ったらしいので、ただ「ラジカル」といってもよいことになっています。

さて、イヤリングの片方をもって、無理に離れさせられた2人の女性は、たちまちもう片方のイヤリングも取り戻そうとします。

共有結合を外されたAとBについても、同じことがいえます。ということは、たちまちまた結合して対電子を共有するということです。そして、実際にもこういうことになって、めでたしめでたしでおしまいになることが多いのです。

この場合、2人の女性は、お互いに相手がもっているイヤリングをつかもうとするわけです。ところが、どちらもイヤリングだけ、つまり電子だけを渡すことはないので、結局2人はペアになったイヤリングを一緒にもつことになります。

ところが、もし2人の女性のうちの1人がどこかへ行ってしまうと、残された方は、あたりを見回して、別のイヤリングを共有しているカップルを探します。そして、無理にそのカップルの1人を追い出して、その後がまに座ろうとします。

人間の場合には、相手の気持ちを考えたり、遠慮したりすることがありますが、物質の世界はまったく非情です。だから、この例え話のようなことが遠慮なしに起きます。

結合が外れたAとBは、それぞれが相手の電子を引き抜くエネルギーをもつラジカルだということです。このエネルギーは不対電子がもっているわけですが、さっき出てきた化学エネルギーはこういうものを指します。

こうなると、不対電子をもった原子または原子団、つまりラジカルは、強盗みたいなものです。２人の女性も、強盗をやらないわけではありません。ラジカルは、近くに共有結合をもった分子を見つけると、その一方を追い出して、その後がまに座ろうとします。共有結合にテロをしかける、といってよいでしょう。

きつい表現が続きましたが、このあたりのありさまを66ページに図にしてみました。AとBとの間に二つの点（ドット）がありますが、これは二つの電子を表しています。これが①です。

ここに、十分大きなエネルギーが加えられると、共有結合が離れます。そして、ラジカルが二つできました。これが②です。

ラジカルのそばに、共有結合をもった第2の分子ＸＹが現れました。これが③です。

一般に、分子というものは動き回っています。その速度は、温度が高いほど大きいのです。そして、マイナス２７３度つまり絶対0度のときに、速度はゼロになります。だから、普通の温度だと、分子は新幹線より大きな速度で動くことになります。そういうわけで、ラジカルと第2の分子ＸＹとはぶつかることがあります。そして、そのときこそ、ラジカルが新しい相手との間に共有結合を作るチャンスなのです。これが④ですが、例えば、ラジカルＢが

共有結合とラジカル

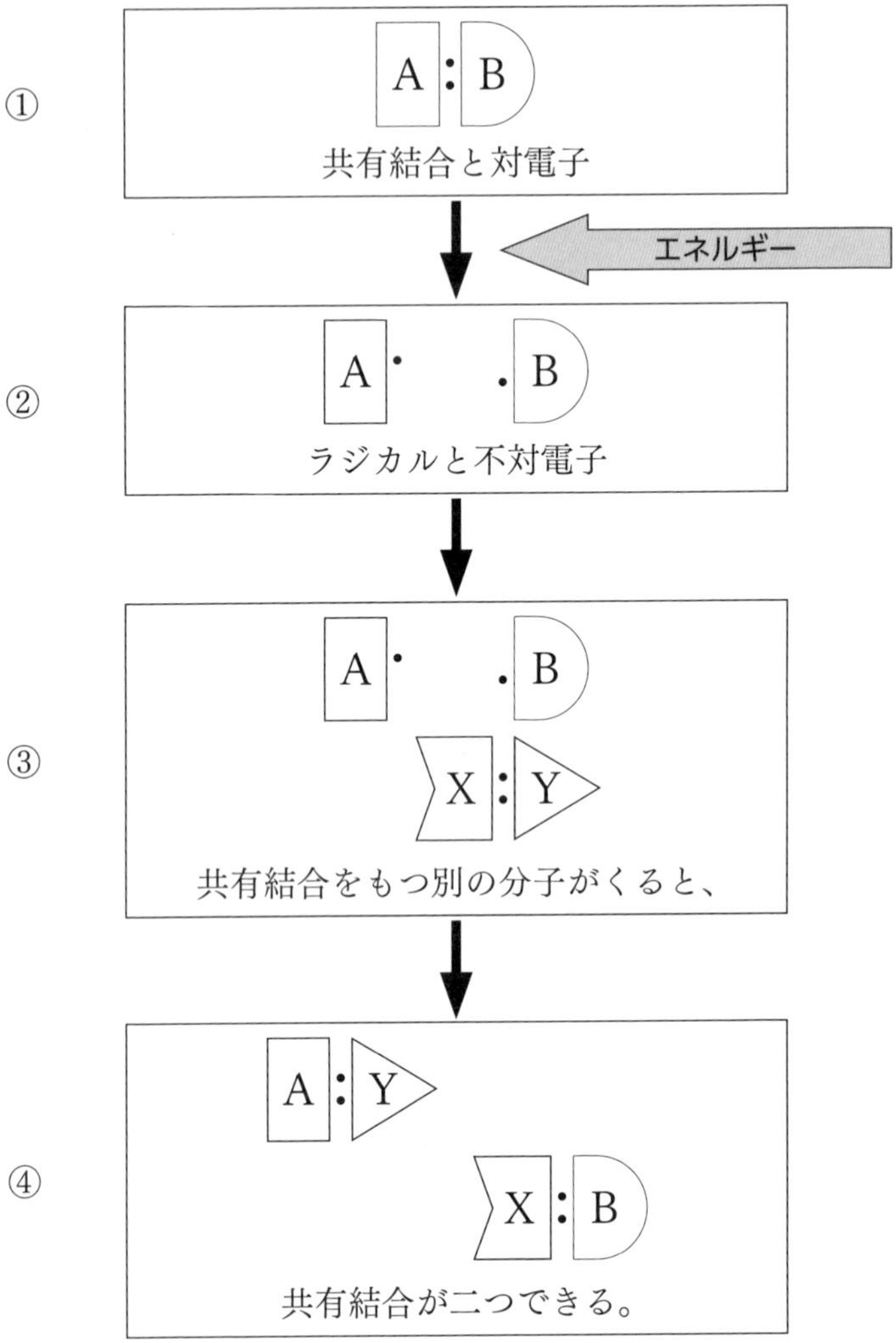
①
A:B
共有結合と対電子
エネルギー
②
A・ ・B
ラジカルと不対電子
③
A・ ・B
X:Y
共有結合をもつ別の分子がくると、
④
A:Y
X:B
共有結合が二つできる。

第3の分子に割り込むこともあるわけで、いつも決まって④のようなおさまり方をするとは限りません。

53〜54ページに、求電子体と求核体という言葉が出ました。求電子体は、電子をほしがるもののことで、電子受容体ともいわれます。求核体は、逆に電子を与えるものを意味しますから、電子供与体とも呼ばれます。

では、この考え方をラジカルに当てはめたらどういうことになるでしょうか。ラジカルは、電子受容体なのでしょうか、それとも電子供与体なのでしょうか。

66ページの図の②を見ると、二つのラジカルはまったく対等なので、Aが供与体ならばBは受容体、Aが受容体ならばBが供与体といった関係になるでしょう。ということは、ラジカルというものは、電子の供与体でもあり受容体でもあるということになります。

もし、ラジカルの近くに電子供与体があったとすれば、もちろん、ラジカルはそこから電子を引き抜くので、電子受容体つまり求電子体になることでしょう。その意味で、ラジカルを電子受容体としておくのが簡単かもしれません。すると、電子を受容するということは相手を酸化することですから、ラジカルには酸化力があるといってよいことになります。その酸化力が相当に強いものだということは、共有結合の安定性から説明できます。

ここに安定性という言葉が出ましたが、それは、たやすく変化しないでそのままの状態を保つことを意味します。共有結合がそうです。ところが、これと反対に、ラジカルは、あわて対電子を作ろうとするので不安定です。不安定なものは、反応性が高いことになります。電子のやりとりが、化学反応の実体なのですから。さっき、ラジカルは酸化力が強いといいましたが、これは、反応性が高いという表現と同じことになります。

それはそうとして、ラジカルの反応性または酸化力の強さには、レベルの違いがあります。ということは、相手の分子から電子を引き抜く力の強さには、大きいのも小さいのもあるということです。簡単にいってしまえば、ラジカルには、強いのもあり、弱いのもあるということです。

よく考えてみれば当たり前のことですが、強いラジカルというのは、それができるとき、もとの共有結合を引き離すのに大きなエネルギーを必要としたものです。分子を二つに割るために大きなエネルギーを必要としたラジカルは電子を引き抜く力が強い、ということになります。ラジカルはすべてテロ分子といってよいような無法者ですが、人間の無法者にも強いのと弱いのがあるように、ラジカルにも強いのと弱いのがあるわけです。

さて、本シリーズの③『老化と活性酸素』の184ページ以下に、ハーマンの「ラジカル老化説」を紹介しました。そこにも書いたように、これは酸化老化説です。そしてまた、酸化剤がラジカルだけではないこともそこに書いてあります。つまり、老化や発ガンのように酸化と呼ばれる現象を扱うときは、ラジカルだけに目をつけていたのでは不十分であるということです。はっきり言えば、「活性酸素もお忘れなく」と言いたいのです。

活性酸素については本シリーズ⑤『成人病は予防できる』などにも紹介していますが、ここでは、少し詳しい説明をしなければなりません。

まず活性酸素の定義ですが、これは「酸素の反応性が主役になるような化学物質」としたらよいでしょう。それは、酸素そのものであったり、酸素化合物であったりします。

狭い意味での活性酸素は、スーパーオキサイド・過酸化水素・ヒドロキシルラジカル・一重項酸素の4種です。これらのうち、スーパーオキサイドとヒドロキシルラジカルはラジカルの仲間ですが、過酸化水素と一重項酸素とはラジカルではありません。また、同じラジカルの仲間でも、スーパーオキサイドは反応性が低く、ヒドロキシルラジカルは反応性がきわめて高いことで知られています。

反応性が高いということは、不安定なことを意味します。それはつまり、寿命が短いということです。ラジカルは、短命なのです。例えば、スーパーオキサイドの水中での寿命は、たった100万分の2秒です。また、ヒドロキシルラジカルの寿命はもっと短く、こわれないでいるうちに動く距離は1ナノメートルにすぎないので、わずかに離れたところにいるだけで、そのテロ行為を受けずにすみます。

皆さんは、酸素の化学記号をご存じでしょう。それがO_2だということは、中学で教わったはずです。これを「オーツー」と読むことも。

オーツーなどという科学用語は、日常語ではないと思っている人がいるかもしれません。

ところが意外なことに、それが日常語になりつつあるようです。それは、「オーツーバー」なるものの出現によります。これは、オーツーつまり酸素を吸わせるのが商売の店だそうで、結構繁盛しているというううわさです。奇抜な商売があるものだと感心しました。

酸素吸入は重病人がするくらいだから、健常者がすればさぞ疲労回復にあらたかな効き目があるだろう、と考えるのも無理はありません。しかしそれは、浅はかな素人判断です。

酸素原子の構造を見ると、原子核の周りに8個の電子が回っています。酸素分子は、この酸素原子が二つあわさったものですから、2個の原子核の周りに16個の電子が回っていることになります。

ところで、電子の軌道については前にも書きましたが、一つの軌道は2個の電子で満席になるという決まりがあります。これを「パウリの禁制原理」といいます。

酸素分子の電子は16個ですから、軌道は8面でよいはずですが、実際は9面あります。実は、7面の軌道には電子が2個ずつ、残りの2面の軌道には電子が1個ずつあるわけです。福井理論の命名法でいけば、9面の被占軌道があることになりますが、そのうち2面は半被占軌道になります。

そこでさっきのオーツーバーの話に戻りますが、ここでは高圧の酸素ボンベを用意しています。そこからパイプを通して、お客さんの鼻にオーツーを送り込むわけです。濃い酸素を吸ったら、気持ちだけでも元気になることでしょう。

ところが、ここにはとんでもないことが起きています。ボンベの中の酸素は圧縮されているので、分子と分子の間隔が狭くなっています。そしてその分子は、温度に応じた運動をしています。ということは、酸素分子がぶつかりあっているということです。

分子同士の間隔が狭ければ、衝突の頻度が高くなります。それは、速度が大きくても、高くなります。普通の温度での酸素分子の速度は毎秒１００メートルほどですから、衝突のエネルギーは相当なものです。

酸素のような気体の分子の速度は温度で決まるといっても、それはあくまで平均値の上でのことで、それより速い分子も遅い分子もあります。こういうわけで、酸素ボンベの中では酸素分子同士が衝突を繰り返していますが、たまたま速度の大きな二つの分子が正面衝突すると、すごい量のエネルギーが現れます。そのために、一方の分子の電子が1個、相手の分子の半被占軌道に入り込むことがあります。このとき、相手の酸素分子はスーパーオキサイドという活性酸素になります。

スーパーオキサイドの記号は、$O_2^{\cdot -}$です。オーツーについたドット（・）は、電子のしるしです。電子がマイナスの電気をもっているので、肩に「－」がついています。

この記号を見ただけで、これがラジカルだということが分かります。不対電子のしるしとして、ドットが一つあるからです。ていねいにいうときは、スーパーオキサイドという代わりに「スーパーオキサイドラジカル」といいます。

これはつまり、オーツーバーのお客さんや酸素吸入の患者さんは、スーパーオキサイドという毒物を吸わされているということです。

スーパーオキサイドは、「ミトコンドリア」でエネルギーを作るときにも発生します。ミトコンドリアとは、すべての細胞の中にみられるエネルギー発生装置です。

この事実から、私たちがエネルギーを消費するとき、つまり心臓を動かすときにも、呼吸するときにも、ものを考えるときにも、食べたものを消化吸収するときにも、歩くときにも、活性酸素が出てくるということになります。だから、その始末ができないとまずいことが起きるはずです。発ガンのケースさえあり得るわけです。

身体はなかなかうまくできていて、ミトコンドリアの中には「スーパーオキサイド除去酵素」（SOD）があります。これは、マンガンを含むので「マンガン酵素」ということになります。このマンガンSODに出くわすと、凶暴なスーパーオキサイドが過酸化水素と酸素とになってしまいます。スーパーオキサイドは除去されても、その代わりに新しい活性酸素として過酸化水素が現れることになるわけです。

過酸化水素の反応性はスーパーオキサイドよりずっと弱い代わりに、水中での寿命はべらぼうに長いので、これが発生したら油断はなりません。

といっても、私たちの身体は用意周到で、これをただの水にしてしまう酵素を、「カタラーゼ」「グルタチオンペルオキシダーゼ」と二つももっていますから、これらが不足しない限り心配はないといえるでしょう。40歳ごろからSODやグルタチオンペルオキシダーゼの量が減るのは、気になる老化現象ですが……。

ミトコンドリアに流れ込んだ酸素原子は、その数の1億分の1ほどがスーパーオキサイドになるといわれます。マンガンSODは、これをつかまえて過酸化水素にしてしまいます。しかし、スーパーオキサイドの分子数はうんと多いので、その1億分の1のものがSODの手を逃れて、そのまま外に出て傷害事件を起こす可能性があるわけです。

このスーパーオキサイドの増産をうながす物質としては、ABS系・LAS系の中性洗剤や、枯葉剤パラコートなどが知られています。中性洗剤の害といわれているものの正体は、活性酸素だといってよいのです。

パラコートは、スーパーオキサイド増産作用が強烈なところから、自殺の目的によく使われます。傷害が全身的に起きるので、いわゆる「多臓器不全」となり、まず、命は助かりません。

植物は、活性酸素除去システムの完備した生物で、ビタミン類やカロチンや多種のフラボノイドを用意していますが、パラコートにやられると、スーパーオキサイドの除去が間に合わないために枯れてしまいます。フラボノイドについては、本シリーズ②『食品の正しい知識』をお読みください。

とにかく、植物でも動物でも、活性酸素の除去に失敗すると、致命的な事態になりますが、そこまでいくには10~20年の歳月がかかるような気がします。強力なスカベンジャーを使うのでなかったらの話ですが、現在の医療では、そのような手段を考える人はむしろ例外といわなければなりますますまい。

4　発ガンの元凶は4種活性酸素

ここまで読まれた読者は、たぶん、活性酸素という物質がガン問題の中心にきたようだ、と驚いていることでしょう。

この項のタイトルには4種活性酸素とありますが、その4種がすぐに頭に浮かぶでしょうか。念のために、**４種活性酸素**を並べて書いておきます。

スーパーオキサイド

過酸化水素

ヒドロキシルラジカル

一重項酸素

これらは狭い意味での活性酸素で、広い意味では、このほかにもいろいろなものが入ってきます。でも、それらの主流でないものは、この本では扱いません。

活性酸素が身体におよぼす影響がこれだけ大きいとすると、それをないがしろにして健康のことを考えるのはナンセンスだということです。医者も、これについての知識がないと、虚をつかれて大失敗をする可能性があります。

69ページにも書いたように、4種の活性酸素のうち、スーパーオキサイドとヒドロキシルラジカルとはラジカルの仲間ですが、あとの二つ、つまり過酸化水素と一重項酸素とはラジカルの仲間ではありません。

また、スーパーオキサイドと一重項酸素は酸素の変形したものですが、過酸化水素とヒドロキシルラジカルはその分子の中に水素を含んでいます。そしてそのことは、名前を見ただけでも分かります。というのは、過酸化水素には「水素」がはっきり記されていますし、ヒドロキシルラジカルの「ヒドロ」は水素のことだからです。ついでにいえば、「オキシ」は酸素のことで、「ヒドロキシ」は「水酸」を意味する言葉になります。

スーパーオキサイドの分子がどんなものかというと、それは、酸素分子のもつ17面の被占軌道のうち、2面の半被占軌道の一つによそから1個の電子が飛び込んできた形のものだといえます。

酸素分子は、もともと16個の電子をもっています。だから、16単位のマイナスの電荷をもっているわけです。一方、酸素分子の核の電荷はプラス16単位なので、酸素分子全体の電荷はプラス・マイナス・ゼロとなり、それは電気的に中性だということになります。

スーパーオキサイドとなると、そこに電子が1個加わるために、負電荷が1個増えることになります。それで、スーパーオキサイド分子の電荷は、マイナス1になるわけでしょう。スーパーオキサイドの記号$O_2^{-\cdot}$を見ると、肩にマイナスがついています。これが、そのことを表しています。

$O_2^{-\cdot}$を見ると、ドットが一つついています。ドットは電子の記号ですから、これは、電子が1個よけいについていることを意味します。つまりこの電子は、孤立した不対電子です。だから、これはラジカルの仲間だと分かります。スーパーオキサイドのフルネームをスーパーオキサイドラジカルというのはそのためです。

そういうわけで、$O_2^{-\cdot}$という記号を見ただけで、それが電子1個を取り込んだことによって負の電荷をもっていること、その電子が不対電子であるためにラジカルの性質をもっていることが分かります。

スーパーオキサイドがラジカルだということは、それが酸化力をそなえていることを表します。そのことは、ここまで読んでくればたやすく理解できるはずです。スーパーオキサイドは、ラジカルであることによって強い酸化力をもち、したがって活性酸素の仲間に入る資格をそなえているというわけです。

ところで、スーパーオキサイドが、ミトコンドリアのエネルギー代謝に伴って発生することを覚えておいででしょうか（72ページ参照）。しかし、スーパーオキサイドという活性酸素が発生するのはエネルギー代謝の場合だけではありません。それをみてみましょう。

まず挙げなくてはならないのは、細菌やウイルスの侵入です。これは、感染ということになります。

細菌感染は、生体の合目的性を妨げるものです。だから、さっそく自動的に防衛のための行動が始まります。ということは、防衛の第一線を受けもつ白血球がその場に呼びよせられるということです。

白血球を呼びよせるのは、「サイトカイン」の役目です。細菌に取り付かれた細胞は、白血球を呼びよせるために、サイトカインを作って送り出します。

感染したすべての細胞は、いっせいにサイトカインを出して、血管に送り込みます。サイトカインの血中濃度は、感染部位が一番高く、そこから離れるほど低くなります。白血球は、サイトカインの濃度の高い方へ高い方へと動いていきます。

そのときの白血球の主役は「好中球」と呼ばれるもので、これが生体防衛の第一線の戦士です。好中球という呼び名は、それが中性の染料に染まる顆粒をたくさんもつことからきています。

白血球という名前は、79ページの図にあるように、好中球をはじめ、「好酸球」「好塩基球」「リンパ球」「単球」など、赤血球を除く血液成分を指しています。また、好中球・好酸球・好塩基球の三つをまとめて「顆粒球」と呼びます。これは、それぞれ中性・酸性・塩基性の染料に染まる顆粒をもっているからです。そして、白血球の中で一番数が多く、60パーセント以上を占めるのが好中球です。好中球には細菌などを食べる働きがあるので「小食細胞」という別名もありますが、これは古い名称です。

また、小食細胞に対して「大食細胞」と呼ばれるものもあります。これの別名は「マクロ

白血球のいろいろ

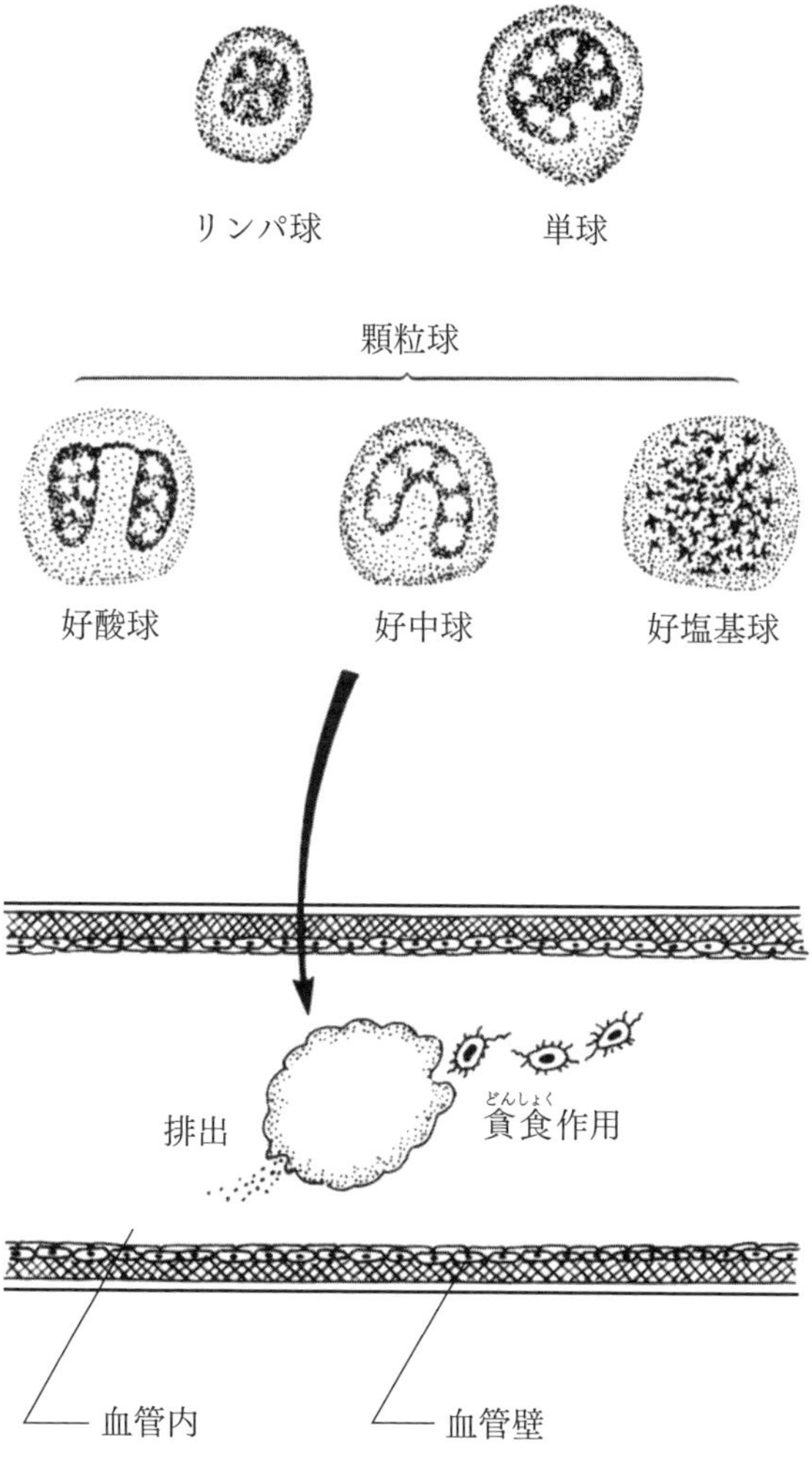

ファージ」で、図にある単球が変化したものです。

「慢性肉芽腫症」という遺伝病があります。これは、生後数ヵ月から細菌感染をのべつ繰り返す病気です。リンパ節が腫れたり、肝臓や脾臓が腫れたりするので、小さいうちに死をもたらす恐ろしい病気です。

この患者の血液を調べると、好中球やマクロファージがおかしいのです。この二つはともに「食細胞」といって、細菌やウイルスを殺すのが役目ですが、それができないのがこの病気の特徴です。これは、「殺菌能不全」という表現で呼ばれています。

この殺菌能不全が起きるメカニズムは、活性酸素が発見されるまで分かりませんでした。これはつまり、食細胞の出す活性酸素の問題だったのです。

好中球やマクロファージが異物を食べるときには、スーパーオキサイドを出して細菌やウイルスを攻撃します。そして、これらを弱らせておいてから食べることがつきとめられました。

そこで、慢性肉芽腫症患者の好中球やマクロファージには、スーパーオキサイドを作る能力がないことが分かりました。だから、この病気をもつ人は、身体に細菌やウイルスが入ると致命的な事態をむかえることになります。

こういうわけで、身体に異物が入ると、食細胞がスーパーオキサイドを出す、ということが分かりました。

これは、殺菌能という正常な働きですから、結構なことです。といっても、もし必要以上にスーパーオキサイドが出てきたとき、それを除去できないと何らかの事故を起こします。それは、活性酸素除去システムの機能が低下する年齢に起きるのが普通です。エネルギー代謝でいえば、ジョギングの創始者フィックスが、コースの途中で亡くなったようなことがその例です。

好中球の場合は、ややこしいことが起きます。好中球は、細菌の侵入があるとまっ先にかけつける最前線の防衛隊です。そして、それを召集するのは、前に紹介したサイトカインという物質です。

困ったことに、身体が弱ってくると、いろいろな臓器が、細菌がやってきたわけでもないのにサイトカインを出して好中球を呼びよせます。すると、好中球はスーパーオキサイドを出してその臓器を攻撃することになります。つまり、何も問題のない臓器がわざわざ好中球を呼びよせて、その攻撃を受けるわけです。

身体が弱っていると、活性酸素除去システムも弱っているために、スーパーオキサイドは猛威をふるって、肺でも、腎臓でも、肝臓でも、どこでもみさかいなく打撃を与えます。その結果、老人や術後患者に多臓器不全や多臓器障害が起きやすくなります。

せっかくお父さんの肝臓を移植したのに、９ヵ月ほどの闘病のあげく、幼い命を落とした少年の死因は、多臓器不全だと新聞は書いていました。これからみて、スーパーオキサイドにやられるのは中高年者だけではないことが分かります。

　これは私の推測ですが、過労や老衰などで死ぬ場合も、ここに書いたようなメカニズムによるものと考えられます。過労でも、老衰でも、身体がひどく弱っているからです。院内感染によって、入院患者が、重い病気でもないのに命を落とすことがあります。そのときの病原菌は、別にこわいものではなく、いろいろな抗生物質にきたえられた、ありふれた細菌だということです。

　この院内感染による死亡も、多臓器不全です。実は、院内感染の研究から多臓器障害のメカニズムが明らかになった、という事情があります。

　新聞の朝刊の社会面の下の部分には、毎日のように死亡記事が載ります。これを眺めると、高齢者の死因として圧倒的に多いのが肺炎だということに気づきます。これは、肺に病気があったことからきたものではなく、多臓器不全が肺の場合に顕著だというだけのことだろう、と私は考えています。呼吸不全というのも、これだと思います。

　先ほどふれた過労死も、多臓器不全のようなものだと思います。どこが悪いか分からないうちに、ストレスが多くの臓器を弱らせて死に至らしめるのです。

　この章のはじめでは、ガンと活性酸素との関係に注意を向けてきました。それがにわかに方向を変えて多臓器不全が出てきたわけですが、いくら活性酸素が強力だといっても、何週間とか、何ヵ月とかでガンを成立させることはできません。逆に、それほどひどくない過労でも、長く続けばガンの原因になります。しかし、そういうときには多臓器不全にはならないと思います。

これで、スーパーオキサイドの発生源が二つ挙げられました。エネルギー代謝と、好中球・マクロファージなどの食細胞が感染に対抗するときの二つです。

実をいうと、スーパーオキサイドが発生するのはこれだけではありません。コレステロールを合成するとき、胆汁酸を合成するとき、炎症が起きるとき、薬物代謝が起きるとき、虚血のあとで再灌流《かんりゅう》が起きるときなど、いろいろな場合があります。

コレステロールを含む食品を敬遠する人が、たくさんいます。ところが、コレステロールという名の物質は、生体膜に含まれてそれを安定化させる役目をはじめとして、性ホルモンや副腎皮質ホルモンなどのステロイドホルモンの原料になったり、ビタミンDの原料になったりするもので、身体にとって大切な脂質です。

しかし、食品から摂れる量は、必要量の5分の1程度とされています。ということは、必要量の大部分を身体で作らなければならない、ということです。そして、それを作るときにスーパーオキサイドの発生という、嫌なことが起きます。

スーパーオキサイドが発生しても、SODなどのスカベンジャーに不足がなければ、事故は起きません。ところが、前にもふれたように、活性酸素除去システムの機能は、歳をとると落ちてきます。そして、除去しきれなかった活性酸素は、ガンをはじめとするもろもろの病気の下準備をすることになります。これらの成人病は、一朝一夕には成立せず、このような長い準備期間を経て発症するのです。

なお、コレステロールの血中濃度は、フィードバック的に制御を受けるのが原則ですから、これがうまく運ぶための栄養条件を整えるのが賢明だ、と私は考えます。

例えば、ビタミンCが十分にあれば血中コレステロール値が200を超えることはまずない、というような事実を心に留めておくとよいでしょう。

スーパーオキサイドが発生する場合として、炎症も挙げられています。炎症の本質は防衛反応ですが、とかくそれがいきすぎになります。ということは、活性酸素の過剰発生が起きるということです。

捻挫の痛み、腱鞘炎の痛みなどが、スカベンジャーを飲むとすみやかに消えることを経験した人は少なくありません。

この事実は、過労とか院内感染に対しても、スカベンジャーが有効性を表すことを推測させます。

炎症が起きるのは、関節や腱だけではありません。鼻炎・咽頭炎・胃炎・肝炎・肺炎・膵炎・腎炎・歯肉炎・髄膜炎・皮膚炎・静脈炎など、とても多いのです。これらの症状に対して、スカベンジャーが、多かれ少なかれ効き目を表すことは事実です。もちろん、スカベンジャーの種類や品質が問題になりますが……。

炎症という現象は、細菌感染とか外傷とかで組織がこわれたとき、それを修復する目的で起きるものです。そのためには、そこに好中球やマクロファージなどを送り出さなければならないので、血管の透過性が高まります。

この透過性亢進を起こさせる物質はいろいろありますが、主役はプロスタグランディンE_2というややこしい名前の持ち主です。

プロスタグランディンE_2は、アラキドン酸という脂肪酸から作られます。そのアラキドン酸は、リン酸と結合した「リン脂質」の形で、細胞膜の主要構成成分となっています。

炎症の起きる第1段階では、アラキドン酸がリン脂質から切り離されます。そして、第2段階で、アラキドン酸がプロスタグランディンに変身します。だから、この二つの段階のどちらか一つをおさえれば、血管の透過性の亢進ができなくなるので、炎症はおさまるはずです。

炎症が起きたとき、それをおさえる薬としては、消炎剤が使われます。その代表は、ステロイドです。これは、アラキドン酸がリン脂質から遊離する反応をくいとめます。つまり、炎症をその第1段階でくいとめるわけです。それで、炎症がおさまります。

皆さんは、「ステロイドはよく効くけれど、こわい薬だ」ということをご存じでしょう。この副作用は、見かけの上では、ムーンフェースといってお月さまのように顔がまるくなるのが特徴です。それで、たいていの医者は使用を控えます。そのとき、非ステロイド系消炎剤を使うことになります。その例は、アスピリンやインドメタシンなどです。

これらの非ステロイド系消炎剤は、ステロイドと違って、アラキドン酸からプロスタグランディンへの変化をおさえ込みます。つまり、炎症をその第2段階でくいとめるわけです。この作用も、やはり炎症を鎮めることになります。

ところで、スーパーオキサイド除去による消炎効果は、これらとはまったく別のものです。これは、炎症に伴って発生するスーパーオキサイドの過剰分をうち消して、活性酸素による障害を取り除くという意味での消炎効果です。だからこれは、生理現象である炎症を妨げないという意味で、理想的な消炎物質ということになります。

ここまでの話の流れは、一応すっきりしているつもりですが、現実にはかなりこんがらがった話になります。ここではスーパーオキサイドに的をしぼったわけですが、的をしぼったために話がすっきりした代わりに、真実から離れるおそれが出てきました。

先に説明したことですが、スーパーオキサイドは、SODに出会うと過酸化水素になります。また、過酸化水素は、二価鉄イオンまたは一価銅イオンに出会うとヒドロキシルラジカルになります。

結局、スーパーオキサイドがいったん発生したら、過酸化水素やヒドロキシルラジカルがついてくる可能性があります。

それればかりではありません。スーパーオキサイドは、SODに出会うこともなく、生体に

炎症の機序と消炎剤

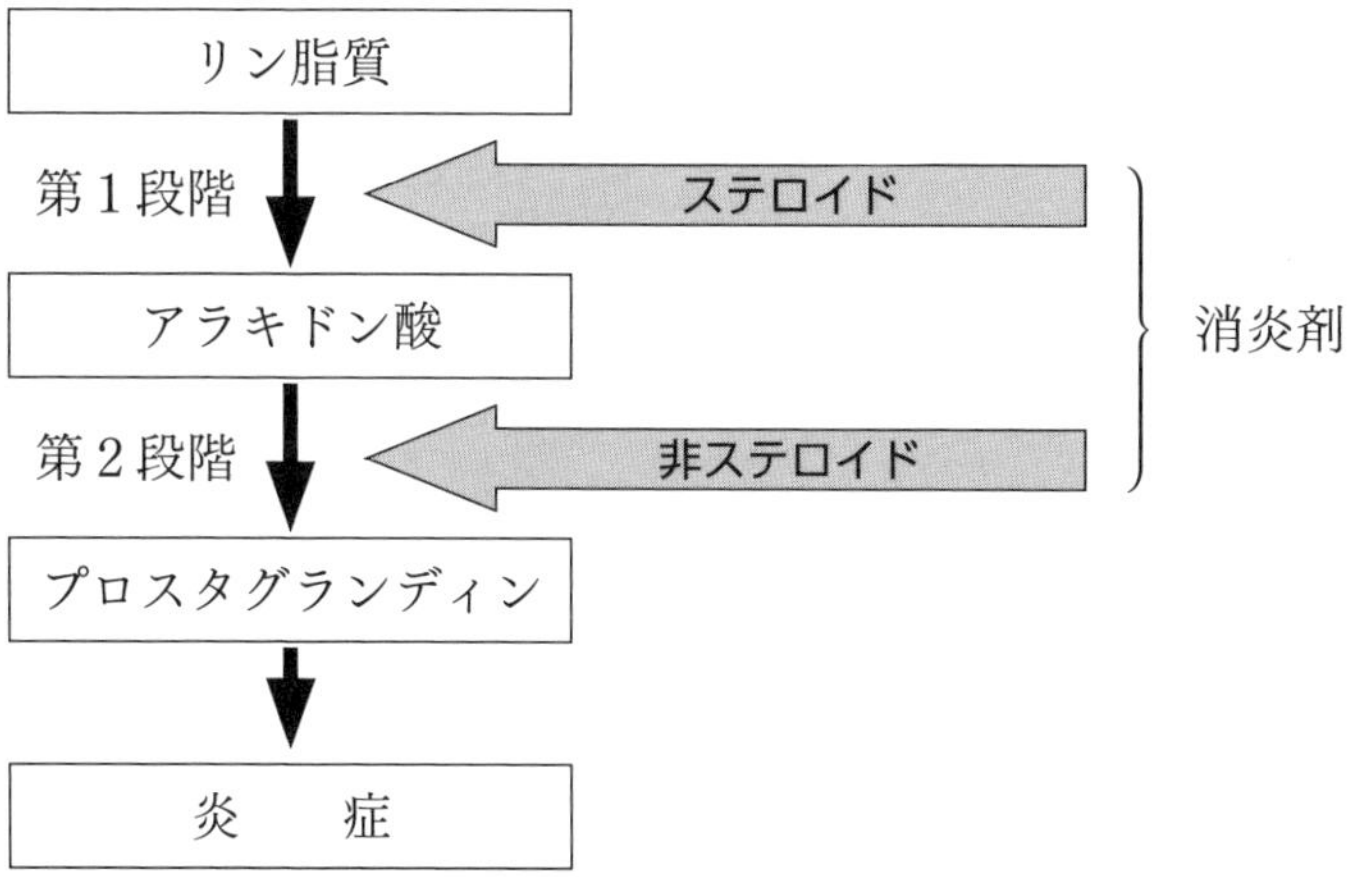

障害を与えることもないときには、スーパーオキサイド同士が働きあって、過酸化水素のほかに一重項酸素を作ってしまいます。

活性酸素が4種類あることはもうお分かりの通りですが、いったんスーパーオキサイドが発生すると、4種類の活性酸素がそろうかもしれません。ここまできたら、その害を完全に防ぐのは大変です。中高年になったら、それを覚悟した方がよいでしょう。それが度重なると、ガンが成立する可能性が出てきます。

虫歯があると、歯肉が腫れて痛みが出たりします。このときは、炎症が起きているわけです。これをがまんし続けているうちに顎骨のガンになって、とうとう亡くなった友人がいます。

炎症をほうっておくのは、よくありません。これは、ガン予防の初歩的な心得でもあります。

ガンが成立するまでには、イニシエーションとプロモーションの段階があるので、炎症になったからといって、すぐガンになることはないでしょう。しかし、その一方で、炎症が長びいたり繰り返したりするうちに1段階ずつすすみ、やがてガンになってしまう、ということがあるかもしれません。

ガン予防のためにまず知らなければならないキーワードは、活性酸素だということを頭に入れておいてください。

〈解説〉

フリーラジカルの研究は１９００年から、活性酸素研究は１９６０年代に始まったといわれています。

中でも、１９６０年代に脚光をあびることになった異色の活性酸素が「エヌオー」です。エヌオーは、一酸化窒素（ＮＯ・）、ドットがついていて、ラジカルであることを示しています。

その名が表しているように、酸素原子と窒素原子が1個ずつ結合しただけの、とてもシンプルな分子ですが、生体にとっては大きな役割をもつことが分かったのです。

血管の平滑筋に働きかけて拡張させ、血流や血圧を調節しています。血液の中では、血小板の凝集をおさえるので、血栓を作らせないように作用します。脳でも作られていて、神経伝達物質のグルタミン酸やアセチルコリンの放出をうながします。狭心症の薬として１５０年の歴史をもつ「ニトログリセリン」は、体内でＮＯを出すことで効果を表しています。

近年、生活改善薬の呼び声のもとに売り出された「バイアグラ」は、エヌオーの、陰茎海綿体で血管を拡張させる働きを利用しています。

エヌオーの原料は、アルギニンというアミノ酸ですが、これからエヌオーを作る酵素は、神経細胞にも骨格筋細胞にも、胃粘膜や気管支や腸の上皮細胞にも、肝臓や膵臓にも、皮膚の表皮細胞にも存在することが知られています。

窒素の酸化物といえば、大気を汚染する公害物質として悪玉扱いの身の上だったエヌオーが、いまや重要な生理機能調節因子として見直されているというわけです。

しかし何といってもラジカルはラジカル、というわけで、体内での挙動を探ってみましょう。

細胞のエネルギー工場であるミトコンドリアで、エヌオーは酵素に結合して活性を調節する仕事を与えられています。しかしミトコンドリアといえば、例のスーパーオキサイドがしょっちゅう現れている現場ではありませんか。

エヌオーはスーパーオキサイドと出会うと、たちまち反応して「ペルオキシナイトライト」という、舌をかみそうな名前の持ち主に変身してしまうのです。

ペルオキシナイトライトは、これまた猛烈な酸化力で知られた毒物なので、ほうっておくわけにはいきません。それに対抗するマンガンSODの存在を思い出していただけたでしょうか。さらにミトコンドリアの膜の中では、「ユビキノン」という脂溶性の抗酸化物質ががんばります。

ユビキノンは、またの名を「コエンザイムQ_{10}」といい、エネルギー作りの工程で、電子運搬体として働いているのですが、ビタミンEと同じように活性酸素を消去し、膜の脂質を過酸化から守っているのです。過酸化脂質については次の項をご覧ください。

好中球やマクロファージが活性酸素を武器にすることはすでにご存じですが、エヌオーもここに加わっています。

ウイルスなどの侵入を察知すると、白血球軍はさまざまのサイトカインを出して連絡をとり、行動を起こします。そのプロセスでエヌオーを作るのです。マクロファージが放出するエヌオーによって、ガン細胞のエネルギー作りが妨げられ、ついにアポトーシスという細胞死に追い込まれてゆく、という研究報告があります。

5　過酸化脂質と細胞膜の破壊

活性酸素というキーワードは、細胞膜や過酸化脂質に深い関わりをもっています。この項を読むにあたって、活性酸素について知っていることを思い出してみましょう。少なくとも、それが酸化力の強い酸素で、生体に対して傷害作用をもっている、という程度の知識はぜひとも必要です。

このような理論的な本はむずかしいとよくいわれますが、前の項をちゃんと覚えていれば、むずかしくも何ともありません。でも、論理の展開というものは、言葉を忘れては絶対に不可能です。もし、ここのところを読み始めてむずかしいと感じたら、改めてはじめから読み直してみてください。昔の人は、「読書百遍、意おのずから通ず」と言いました。この本は、百遍なんて読まなくても、5回も読めばよく分かって、いっそうおもしろくなるはずです。そういうつもりで書いた本ですから……。

さて、細胞膜について考えてみましょう。それも、活性酸素との関わりについてです。

細胞膜は、字の通り、細胞を環境から切り離すために、細胞を包む膜です。細胞の中には、前に出たミトコンドリアのほかに、「リボゾーム」「リゾゾーム」「ペルオキシゾーム」「ミクロゾーム」などの細胞小器官と呼ばれる「もの」があります。「ゾーム」は、「もの」という意味です。このようなゾームは、どれも膜をかぶっています。その膜は、一つの例外を除いて、どれも同じ構造をもっています。95ページの図のように、その膜は二重層になっています。

そういうわけですから、それらを区別しないで、ひっくるめて「生体膜」と呼ぶことになっています。細胞膜も生体膜の一つで、特にほかの膜と区別する必要はありません。

一つ例外となっているのは、リゾゾームの膜です。この特徴は、二重層ではなく、一重層になっていることです。だから、ほかの生体膜と違って、破れやすいと考えてよいのです。

本当のことをいうと、生体膜はすべて傷みやすい性質をもっています。それは、そこに「不飽和脂肪酸」が含まれているためです。不飽和脂肪酸は、活性酸素に弱いのです。それは、とても酸化されやすいのです。

95ページの図を見ると、小さな球に2本の糸がついたような形のものがたくさん並んでいるのが見えます。しかもそれが、糸の方が向きあうように、球を外に向けて、二重層になっているのが分かります。

「一糸乱れず」という言葉がありますが、この並び方を見ると、まさにそんな感じを受けます。この一糸乱れない並び方は、実は必然です。これは、乱れることができないのです。

もっとも、糸の形は乱れる場合があります。あるところではどれもぐにゃぐにゃに曲がり、またあるところではどれもぴんと伸びています。球に2本の糸のついたものは、85ページに出たリン脂質です。球のところはグリセロールとリン酸で、糸のところは、1本が飽和脂肪酸、1本が不飽和脂肪酸です。

糸のところ、つまり脂肪酸は、油になじみます。それを「親油性」といいます。球のところ、つまりグリセロールとリン酸は、水になじみます。それを「親水性」といいます。リン脂質分子は、一方の端が親油性、もう一方の端が親水性になっています。

細胞の内側にも外側にも、水溶液があります。だから、そこに親油性のしっぽを向けるわけにいきません。そこには、親水性の球を向けることになります。

親油性のしっぽ同士は仲がいいわけですから、両方とも内側を向くことになります。こうして、脂質二重層は自然に形成されます。リン脂質の分子がたくさんあれば、それは自然にせいぞろいして、このような二重層を作るということです。

この細胞膜には、タンパク質の大きな分子がはさまっています。タンパク質は、だいたい3種類ほどあります。すっかりうずまっているのは、酵素タンパクです。酵素がそこにあるということは、膜の中で代謝が行われているということです。

細胞膜にあるタンパク質つまり膜タンパクには、チューブの形をして、表から裏までつき抜けたものもあります。これは、大きな分子を通すチャンネルです。小さな分子には、チャンネルがなくても、リン脂質をかき分けて膜を通り抜けるものがあります。

また、細胞膜の表面には、花びらが開いたような形の、いろいろなタンパク質があります。

細胞膜の構造と脂質二重層

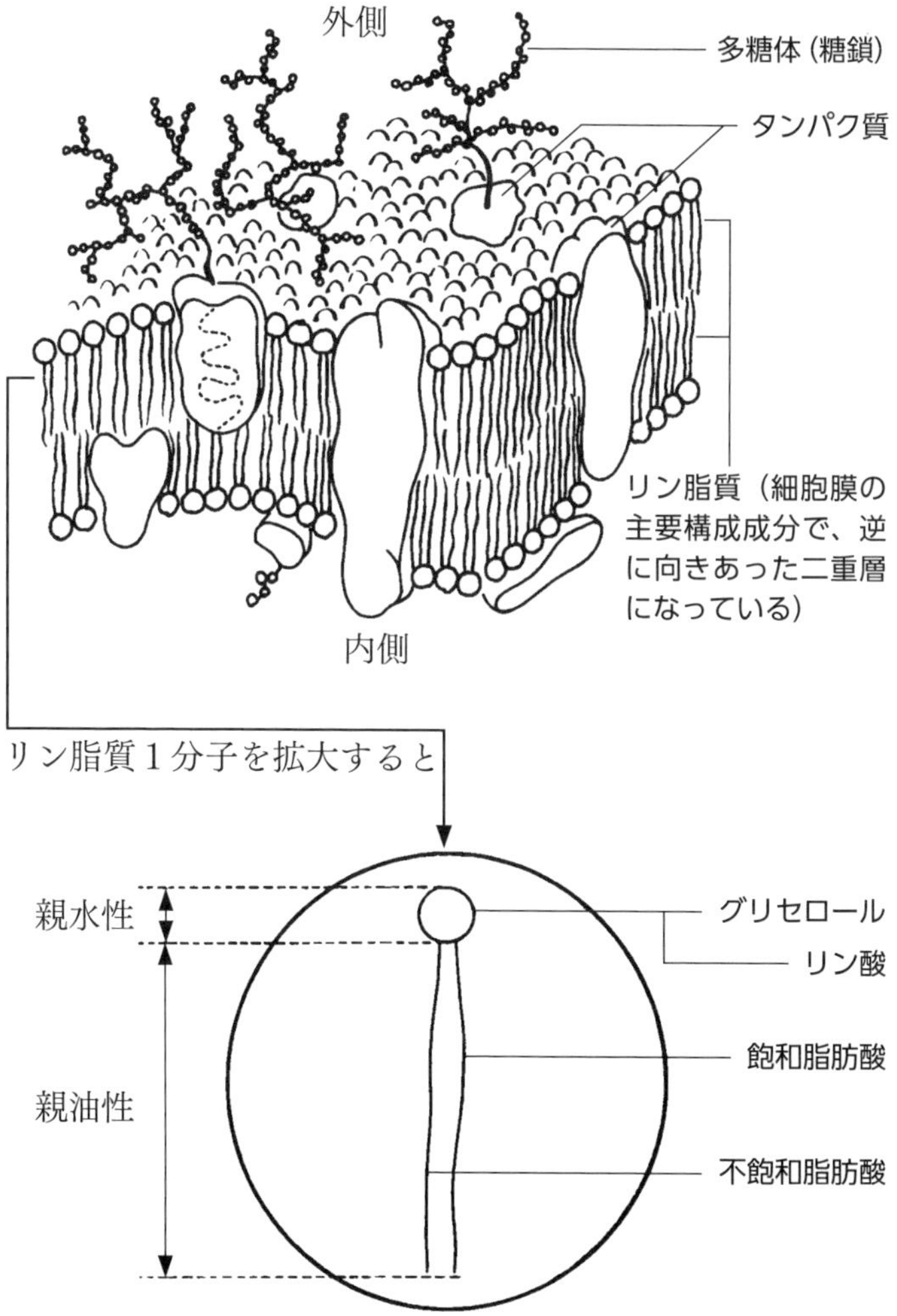

これは「レセプター」（受容体）で、情報伝達物質などを受けとるタンパク質です。

さて、酸化とは、その分子のもっている電子が引き抜かれることでした。不飽和脂肪酸の酸化では、これが電子を引き抜かれるだけでなく、電子を引き抜いた方の酸素がそこにくっついてしまいます。

このように、酸素が相手にしがみついたままで電子を引き抜くのを、ただの酸化と区別して「過酸化」といいます。このとき、脂肪酸は酸化されたとはいわずに、過酸化されたといいます。そして、不飽和脂肪酸の過酸化物のような化合物を「過酸化脂質」といいます。

また新しい名前が出てきたと気にいらない読者もいるでしょうが、実はこれは、皆さんになじみの深いものです。何回も繰り返して使った天ぷら油は、黒ずんでねばっているでしょう。あれは、油の中の不飽和脂肪酸の一部が過酸化脂質になった姿です。過酸化脂質は、茶褐色の顆粒の形をとります。

老人の顔を見ると、茶褐色のしみが見つかるのが普通です。これは、「リポフスチン」というもので、過酸化脂質にタンパク質がくっついたものです。

過酸化脂質は、天ぷら油や人の顔を汚すだけではありません。それは、活性酸素の発生源なのです。私は、これに対して「時限爆弾の小包」だと言ったことがあります。これは、ガンの原因にもなる恐ろしい物質です。細胞膜などの生体膜に活性酸素が働くとこの過酸化脂質ができる、ということを覚えておいてください。これは、大事件なのですから。

細胞膜、つまり生体膜の二重層には、「脂質二重層」という名前がついています。脂質とは、脂肪酸を含む化合物のことだといってよいでしょう。この生体膜の脂質が、「リン脂質」だったのです。リン酸が化合しているからです。

ここに、脂肪酸や、脂質や、不飽和脂肪酸などの言葉が出てきましたが、これらの詳しいことは、本シリーズ②『食品の正しい知識』の20ページ以下にありますので、ここでは説明をはぶきます。でも、リン脂質の説明はここでしなければなりません。

ところで、リン脂質のリン酸は、何にくっついているのでしょうか。それは、グリセロールです。グリセロールは、グリセリンの別名です。

グリセロールは、アルコールですから、酸によって中和されます。このアルコールは三価なので、一価の酸の3分子で中和するわけです。その一価の酸として、リン酸と飽和脂肪酸と不飽和脂肪酸とが、それぞれ1分子ずつ、グリセロールの1分子と結合しています。これがつまり、リン脂質分子の作りです。

余談ですが、グリセロールに3分子の脂肪酸の結合したものが、「中性脂肪」と呼ばれているただの脂肪です。

リン脂質には、飽和脂肪酸1分子と、不飽和脂肪酸1分子とが入っています。脂肪酸の種類は、何でもかまいません。

本シリーズ⑤『成人病は予防できる』には、プロスタグランディン（ＰＧ）のことが詳しく書いてあります。この「局所ホルモン」と呼ばれるホルモンには、3系統があります。1系統がガンマリノレン酸から、2系統がアラキドン酸から、3系統がエイコサペンタエン酸から作られることも書いてあります。

1系統の材料は、実はジホモガンマリノレン酸です。そして、アラキドン酸もジホモガンマリノレン酸も、その材料はガンマリノレン酸です。

何でこんなややこしいことを書くかといえば、三つの系統のプロスタグランディンの材料になる不飽和脂肪酸、つまり、ジホモガンマリノレン酸も、アラキドン酸も、エイコサペンタエン酸も、どれもが生体膜のリン脂質に含まれていないと困るからです。

プロスタグランディンは、生体の合目的性を保つための微調整を行うホルモンですから、これがないと困ります。極端なことをいえば、生体膜のリン脂質に含まれる不飽和脂肪酸は、ジホモガンマリノレン酸と、アラキドン酸と、それからエイコサペンタエン酸の3種だけがあればたくさんだということにもなります。だからこそ、この三つの不飽和脂肪酸は、不可欠脂肪酸と呼ばれます。

脂肪を制限する食事があります。このときも、この三つの不可欠脂肪酸を取りそこなうと、大変困ることになります。

プロスタグランディンとガンとの関係は、少し込み入っています。ジホモガンマリノレン酸から作られる1系統のＰＧＥ$_1$はガンを抑制しますが、アラキドン酸から作られる2系統の

中性脂肪とリン脂質の分子モデル

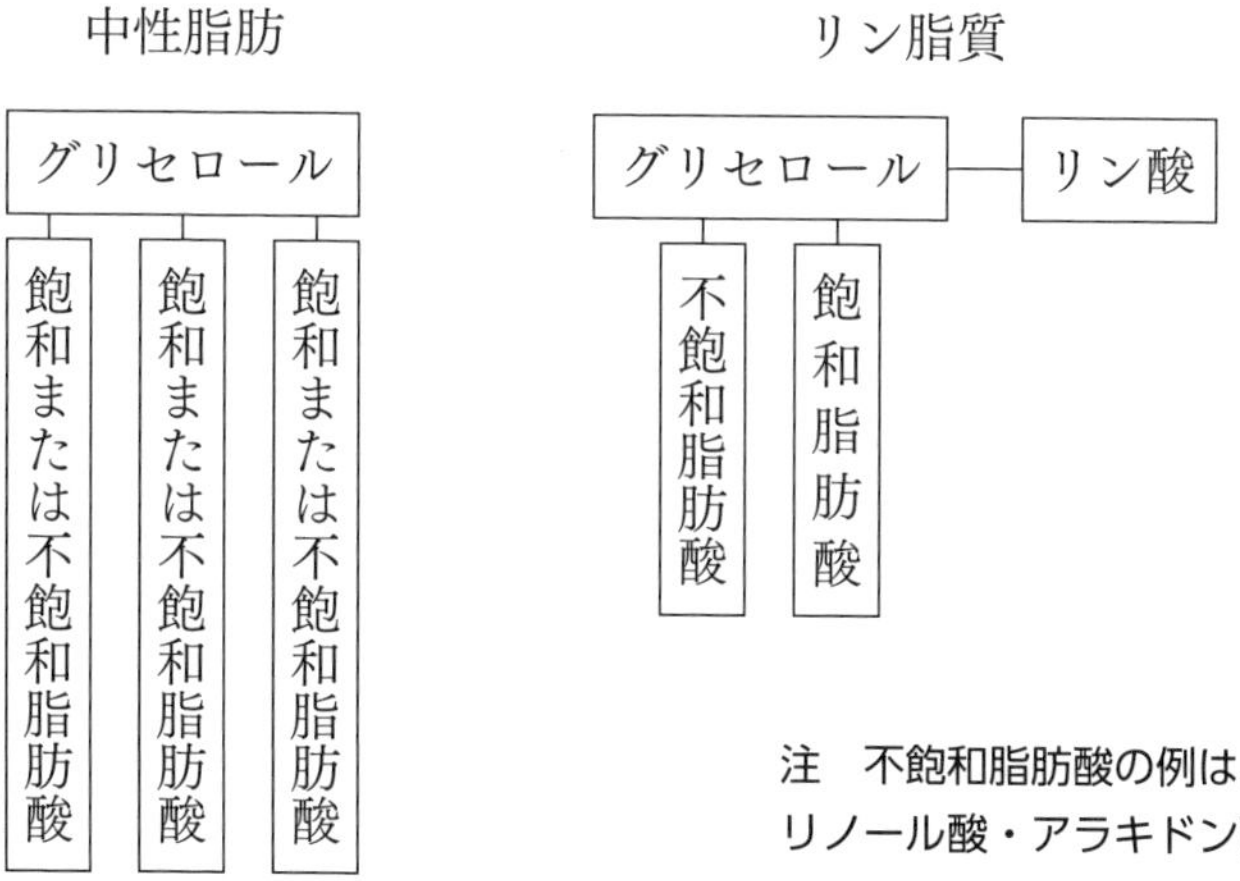

注　不飽和脂肪酸の例は、
リノール酸・アラキドン酸

PGE_2はガンを促進します。ジホモガンマリノレン酸もアラキドン酸も、同じガンマリノレン酸が材料なのに、です。

ガンマリノレン酸は牛乳や月見草油に、そしてアラキドン酸は卵黄に含まれています。本シリーズ②『食品の正しい知識』の「脂肪のはなし」や「牛乳を飲みましょう」には、このあたりのことも書いてあります。

そういうわけで、プロスタグランディンをめぐる不飽和脂肪酸はいろいろですが、生体膜に必要なのは、プロスタグランディンの直接の材料になる三つの不可欠脂肪酸だけです。それ以外の不飽和脂肪酸が生体膜にあっても、それを利用する代謝が生体膜で起きることはないと思います。

プロスタグランディンを作る必要が起きると、それが2系統のものならば、リン脂質に含まれるアラキドン酸を切り出さなければなりません。そのときに働く酵素「フォスフォリパーゼ」は、生体膜の中にうめ込まれています。

炎症が起きるとき、2系統のPGE_2が活躍しますが、そこではここに書いたような現象が起きています。

ステロイドが消炎作用を表すのは、それがフォスフォリパーゼをおさえ込んで、働かないようにするためだと説明されています。

フォスフォリパーゼが、リン脂質に働いてアラキドン酸を遊離させると、リン脂質は困ります。さっそくそのへんにある不飽和脂肪酸をつかまえて、後がまのリン脂質を作ります。

そのときは、不飽和脂肪酸ならばどれでもかまわないといわれています。不可欠脂肪酸がたくさんあれば、それを含んだリン脂質が後がまに座るわけですから、プロスタグランディンを作るのには都合がよいことになります。

プロスタグランディンの側から栄養を考えるときには、不可欠脂肪酸そのものか、あるいはその材料に目をつけなければなりません。2系統と3系統のためには、牛乳・バター・月見草油がよいわけです。

エイコサペンタエン酸は魚油ということでしたが、最近アルファリノレン酸を材料にして作ることができるような話が出てきました。それならば、大豆を食べればよいことになります。

ガン予防を目的とするならば、1系統のプロスタグランディンのために牛乳とバターを、ということになるでしょう。これが、2系統のプロスタグランディンのもとにもなることは気になりますが……。

そこで、ガン予防問題のキーファクター活性酸素が、細胞膜のところに現れたとしましょう。これが膜のリン脂質に働くと、大変な事件が始まります。

まず、不飽和脂肪酸分子の頭についている水素が過酸化されて、脂肪酸の本体と分かれます。この二つの部分は、不対電子を一つずつもっているので、例のラジカルになるわけです。

不対電子をもたされた脂肪酸の本体は、脂肪酸ラジカルということになります。

１０３ページに、ややこしい図を出しました。これは、ひと目見ただけでうんざりするようなしろものですが、眺めていて気がつくことは、やたらにドット（・）があることでしょう。これは不対電子のしるしですから、結局ラジカルがいっぱいできているということです。

細胞膜のリン脂質の不飽和脂肪酸のところへ活性酸素がくると、あっちにもこっちにもラジカルが発生するわけです。

この図には、脂肪酸（L：H）が三つ書いてあります。ここにたった二つのスーパーオキサイドがやってきただけで、たちまちこんなにたくさんのラジカルが発生します。この現象に対して、「ラジカル連鎖反応」という言葉が当てられています。

活性酸素スーパーオキサイドは、脂肪酸分子を、まず二つのラジカルに分解します。一つは脂肪酸ラジカル、もう一つはヒドロペルオキシラジカルですが、この名前は覚えなくて結構です。

この図をおっていくと、いろいろなことが分かると思いますが、それも、あまり大切なことはいえません。ひと目で分かることは、たった一つの活性酸素が働いただけで、たくさんのラジカルが発生するということです。それだけ分かれば、十分です。

さらにまた、この図はあくまでも一つの例で、すべての場合にこの図の通りになるわけではありません。しかし、どんな場合にも、こんな具合にラジカル連鎖反応が、リン脂質から

ラジカル連鎖反応

スーパーオキサイドが、たくさんのラジカルを作る

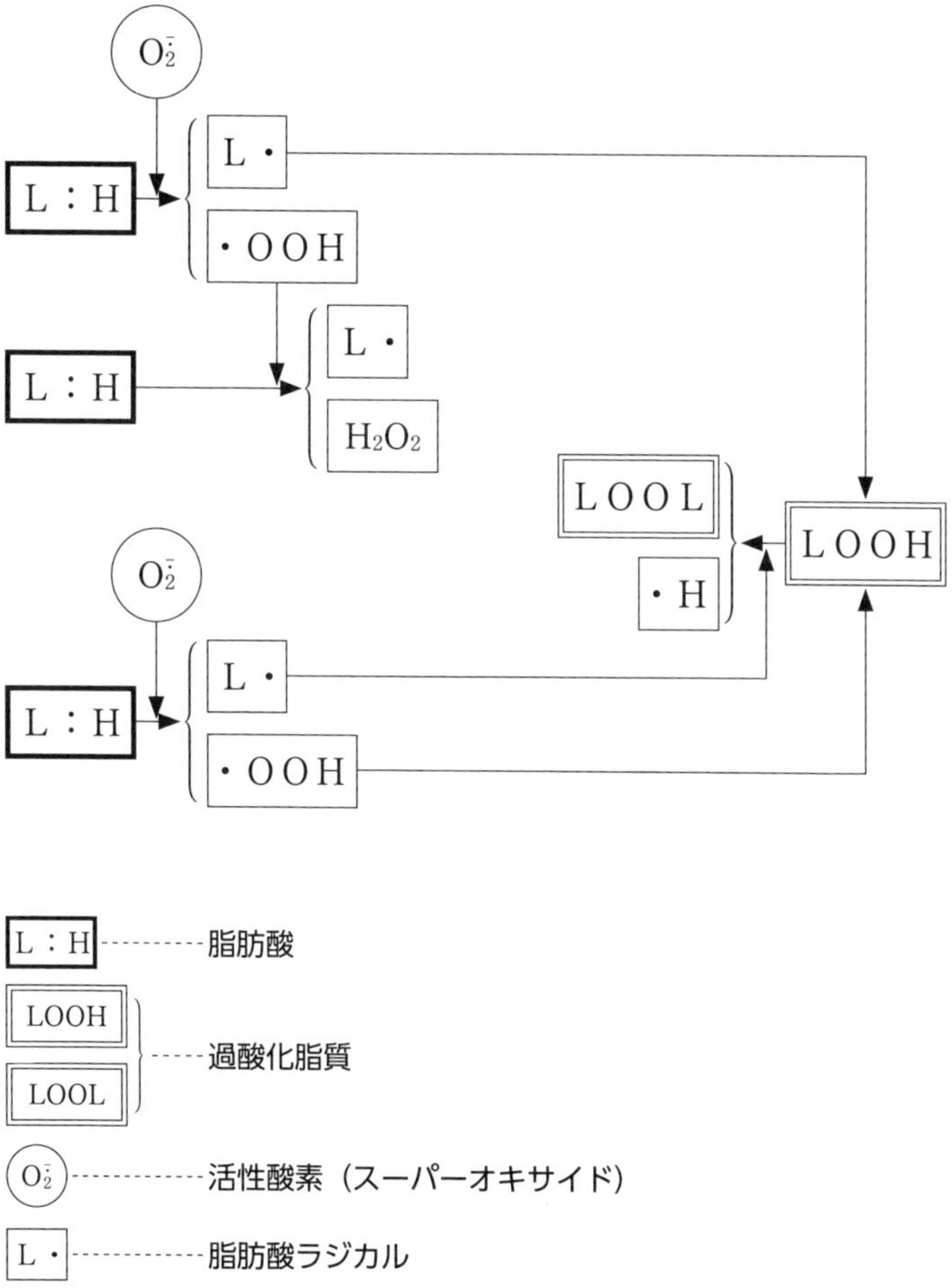

リン脂質へと、野火のように広がることだけは確かです。

野火にやられたリン脂質は、過酸化された不飽和脂肪酸を手離して、無傷の新しい不飽和脂肪酸を取り込まなければなりません。活性酸素がたくさん押しよせてきたら、連鎖反応が激しいので、この交換作業は追いつかなくなるでしょう。このときは、細胞膜に穴が開いてしまいます。

95ページの細胞膜の図では、タンパク質がほうぼうにはさまっていることが分かりました。連鎖反応で発生したラジカルは、リン脂質の不飽和脂肪酸をやっつけるわけですが、リン脂質を総なめにしてしまうと、今度はタンパク質をやっつけにかかります。そのタンパク質には、いろいろな酵素タンパクがあります。それがラジカルにやられると、変性して酵素の働きをしなくなるわけです。

とにかく細胞膜が傷むと、酵素タンパクがそこを離れて血中に出ていきます。肝炎のとき、よくGPTの数値が高くなりますが、これは、細胞膜が破れて、肝細胞に閉じ込められていた酵素GPTが血液中にたくさん現れたことを意味します。

細胞膜のリン脂質に起きるラジカル連鎖反応は、永久に続くわけではありません。二つのラジカルが一緒になれば、安定した化合物になって、連鎖反応にピリオドを打ってくれます。ラジカルは、あたりにいなくなってしまうのです。実は、ラジカル連鎖反応が始まると、さっそくピリオドを打ってくれるのが活性酸素除去物質の仲間です。

問題の細胞の膜が破れても破れなくても、この騒ぎのあとに残るものがあります。それは、１０３ページの図にも出ている過酸化脂質です。

過酸化脂質と呼ばれるものには数多くの種類があって、図に書いたものは、一番簡単な分子構造のものです。こういうものは、いくつもいくつも集まってかたまりを作ります。

さっき、私は、過酸化脂質のことを「時限爆弾の小包」と言いました。郵便小包は人がほどくものですが、過酸化脂質の小包は何かのはずみで自然にほどけてしまうので、始末が悪いのです。というのは、この小包がほどけるとき、つまり過酸化脂質のかたまりにひびが入るときに、一重項酸素という活性酸素が発生するからです。

こんなことがあるなら、過酸化脂質を口に入れることほどばかげたことはない、と誰しも思うでしょう。ところが困ったことに、それがめずらしいことではないのです。

過酸化脂質をもっているおそれのある食品は、冷凍マグロ・干物・しらす・かりんとう・ポテトチップス・インスタントラーメンなどの古くなったもの、日なたにおいたものなどです。油を含んだスナック菓子なども、この仲間です。

発ガンのキーワードが活性酸素であること、発ガンの二つの段階をともに活性酸素がにぎっていることを忘れてはいけません。

過酸化脂質の仲間には、活性酸素の発生源になるばかりでなく、毒性をもつものもあります。これは、消化管に入って、酵素作用を妨げることによって毒性を表します。

この毒物は、うんと傷んだ揚げ油に含まれています。傷んだ油でお腹の具合が悪くなるのは、この毒物のせいですが、身体の自衛手段の結果ともいえるでしょう。

6　活性酸素をいかに除去するか

活性酸素という言葉を初めて見たり聞いたりした人は、語感から考えて、それがよいものだと受け取る傾向があります。もともと、酸素というものが有益なものだという先入観があるからでしょう。

皆さんは、もうすでに活性酸素が無法者だということをご存じのはずです。ところが、実をいうと、活性をおびた酸素をいちがいに悪者と決めつけるわけにもいかないのです。その例を、一つ挙げておくことにしましょう。

活性酸素は、プロスタグランディンの合成などに利用されます。ということは、活性酸素が合目的的に使われることがあるということです。

例えば、いろいろある細胞小器官の仲間に「ペルオキシゾーム」というものがあります。お酒を飲むと、そのアルコールの2分の1はペルオキシゾームで解毒されるのだそうです。

ペルオキシゾームは、この例のように、細胞内に入り込んだ異物を始末する器官の一つです。その特徴は、酸素を使って異物を過酸化することにあります。このとき、活性酸素の一つの過酸化水素が発生します。ペルオキシゾームは、この過酸化水素を使って、アルコールのほか、亜硝酸やホルムアルデヒドなどを酸化するので合目的的に使われていることになります。このとき余剰ができると、カタラーゼが働いて、これを水と酸素に分解し除去してしまいます。カタラーゼも、ペルオキシゾームで作られます。

こういうことが明らかになると、人体が活性酸素を利用している場面は思ったより多いのではないか、と考える人が出てきました。ただし、これについての研究は、これからのことだといわれています。

ここまで読めばお分かりでしょうが、健康管理上の問題になるのは、余剰の活性酸素です。よけいな活性酸素は、合目的的でないどころか、反目的的に働きます。だから、これはぜひとも除去しなければなりません。その除去システムが、生体の合目的性を保障することになるわけです。

その除去システムとして、ペルオキシゾームにはカタラーゼ、ミトコンドリアにはSODが用意されています。前者では過酸化水素が、後者ではスーパーオキサイドが発生します。そこで、それらの余剰が害をおよぼすことがないように、スカベンジャーが用意されていることになります。

しかし、それはあくまでも平時の話で、活性酸素の発生があるレベルを超えると、完全な除去はできなくなります。その例が、73～74ページに書いた除草剤パラコートや、中性洗剤の場合であることを思い出してください。

中年をすぎると、いろいろなスカベンジャーの生産が減り始めるといわれます。だいたい、

1分子の活性酸素を除去するには1分子のスカベンジャーが必要だという関係があります。スカベンジャーの分子数が1個でも足りなければ、活性酸素は大手をふって悪さをします。

だから、中年すぎの人は、自分の身体がもっているスカベンジャーだけに命をあずけるわけにはいきません。スカベンジャーの積極的な補給を考えないと、ガンのようないわゆる成人病に「すき」与えることになります。

ここで、活性酸素過剰の最大の原因がストレスだということを、決して忘れてはいけません。発ガン物質をとり続けるようなこともこわいけれど、強烈なストレスはもっとこわいのです。

そういうときには、スカベンジャーをいくらとっても間に合わないような気がします。もちろん、スカベンジャーに目をつけないようでは話になりません。そのとき、その人はガン病棟に入院することを覚悟しなければならないことになるでしょう。

「知らぬが仏」という言葉がありますが、活性酸素を知らないと早く仏になるといっても、見当外れではないでしょう。

さて、活性酸素の除去についての情報を披露するところにきました。活性酸素というものは、主なものが4種あることはご存じのはずです。活性酸素除去物質という言葉も、ご存じのはずです。

そこで、まず言わなければならないことは、4種の活性酸素のどれでも除去できる万能のスカベンジャーなどはないということです。これはつまり、スカベンジャーを一つだけ用意して、それでこと足りると思ってはいけないということです。このことはまた、スカベンジャーは一つひとつの活性酸素について考えなければならない、ということです。

私たちがもっているスカベンジャーの筆頭は、SODです。これは、スーパーオキサイドを専門に除去する酵素です。SODには、銅・亜鉛SODとマンガンSODの2種があります。前者は全身の細胞に、後者はミトコンドリアにあるとされてきました。しかし、このごろ、マンガンSODは全身の細胞質にもあるという説を唱える人が現れました。

霊長類といえばヒトやサルの仲間のことですが、この中には、ヒトのように寿命の長いものもあり、サルのようにそれほど寿命の長くないものもあります。この場合、寿命の長いものほどマンガンSODと銅・亜鉛SODとの量の比が大きいことも分かっています。

SOD分子がスーパーオキサイド分子に出会うと、これに水素を渡します。SOD分子から、スーパーオキサイド分子に水素が行くのです。すると、スーパーオキサイドに水素が結合して、過酸化水素とただの酸素ができます。活性酸素が活性のない酸素になる、というわけです。これで、スーパーオキサイドという活性酸素が除去されたことになるでしょう。

スーパーオキサイドは、こうして確かに除去されました。でも、過酸化水素は活性酸素の一つですから、スーパーオキサイドはなくなったに違いないけれど、それは別の活性酸素に変身しただけのことです。

しかも、スーパーオキサイドは、エネルギーを作るときにも、胆汁酸やコレステロールを作るときにも、アミン型ホルモンを分解するときにも、好中球が働くときにも、薬物代謝や炎症や虚血が起きたときにも、紫外線を受けたときにも、発生します。

だから、113ページの上図に書いた反応は、至るところに起きているわけです。つまり、過酸化水素という新しい活性酸素が至るところに発生していることになります。

中年になると、SODの生産量が落ちます。これはつまり、SODを当てにしてはいけないということです。このSOD活性の低下は、脳・心臓・肝臓できわだっているそうです。SODと同じ働きをするスカベンジャーが、ほかにもあります。ビタミンC・ユビキノン・セルロプラスミンなどです。

40歳をすぎて、SODの活性が落ち始めたら、ビタミンCのような助っ人に目を向けたいものです。

セルロプラスミンは、銅をもつ糖タンパクです。これは、SODより作用は弱いのですが、血液とか関節液など、SODの存在しないところで働くので、なかなか役に立つといわれています。

それだけではありません。セルロプラスミンは、一価の銅イオンという危険物をつかまえてくれます。このことについての説明は、もう少しあとにゆずりましょう。

スーパーオキサイドを始末したときに出る過酸化水素という活性酸素は、そのままで生体膜を通り抜けることができます。だからそれは、身体中どこにでも、核の中まで入り込むことができます。

生体の合目的性を頭におくと、過酸化水素に対するスカベンジャーの用意があるはずだ、と私は考えます。

実は、過酸化水素のスカベンジャーは、三つあります。カタラーゼ・グルタチオンペルオキシダーゼ・ビタミンCの三つがそれです。

カタラーゼは細胞小器官ペルオキシゾームで作られますが、グルタチオンペルオキシダーゼを作るのはそこではない、とされています。

ビタミンCが、スーパーオキサイドのスカベンジャーであり、さらに過酸化水素のスカベンジャーでもあることに注目したいと思います。人間の場合には、それが自分の身体で作れないことを考えなければなりません。自分で作れないということ自体は年齢によりませんが、特に中年すぎの人にはそのことが差しせまった問題になります。

113ページの下図に見る通り、過酸化水素は、カタラーゼに出会うとただの酸素と水に分解されてしまいます。ここで、活性酸素は完全に除去されたことになるわけです。過酸化水素の除去の方式はこういう具合ですから、後くされはありません。

過酸化水素は、身体の中をどこへでも行くことができるので、こわい活性酸素といえます。しかし、それが乱暴を働くときには、ヒドロキシルラジカルという最強の活性酸素に変身す

SODによるスーパーオキサイドの除去

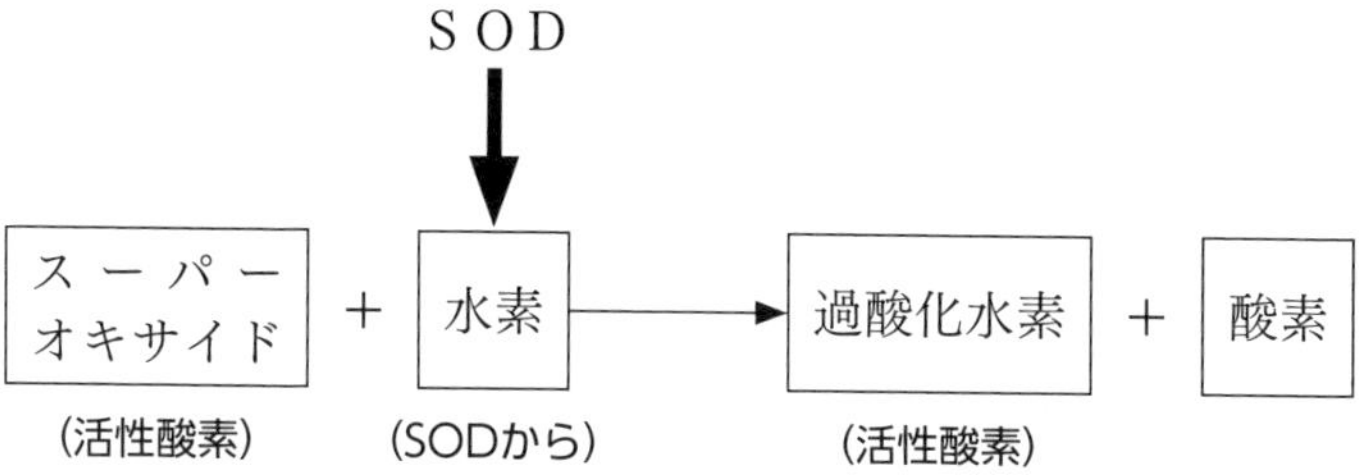

$$2\,O_2^{-} + 2\,H^{+} \rightarrow H_2O_2 + O_2$$

カタラーゼによる過酸化水素の除去

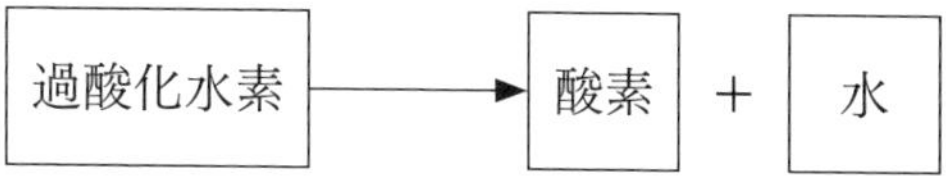

$$2\,H_2O_2 \rightarrow O_2 + 2\,H_2O$$

るのが普通です。どういうときに変身するかというと、さっき保留した一価銅イオンがあるときです。それだからこそ、遊離した一価銅イオンをつかまえてくれるセルロプラスミンを、ありがたいものとしたわけです。

実は、過酸化水素をヒドロキシルラジカルに変身させる役者は、一価銅イオンばかりではありません。二価鉄イオンも同じ悪さをします。

まずいことに、二価鉄イオンをつかまえてくれるものはありません。その代わり、三価鉄イオンをつかまえてくれる「糖タンパク」が3種類もあります。その名は、トランスフェリンやフェリチンやラクトフェリンです。

糖タンパクとは、読んで字のごとく、ブドウ糖や果糖などと結合したタンパク質のことで、さっきのセルロプラスミンも糖タンパクの仲間です。

なお、トランスフェリンは、鉄イオンを細胞に運ぶ役目のものです。また、フェリチンは、細胞内にあって鉄を蓄えているものです。フェリチンの1分子は、5400原子の鉄をもつことができるそうです。

ラクトフェリンは、乳汁や唾液、涙、胆汁などの分泌液に含まれていて、三価鉄イオンをつかまえて細菌の鉄利用を妨げることによって、感染を防ぐ役をしています。

そこで、一価銅イオンや二価鉄イオンと、過酸化水素との関わりを説明しなければならなくなりました。

実は、過酸化水素分子は、一価銅イオンまたは二価鉄イオンに出会うと、そこから電子を抜き取ってヒドロキシルラジカルに変わります。穏やかな活性酸素が、一転して最強の活性酸素に変わるのです。

さっきからの話でお分かりの通り、セルロプラスミンは一価銅イオンをつかまえてくれます。二価鉄イオンは、もともと微量でしか存在しないものですし、セルロプラスミンに出会うと三価鉄イオンに変えられてしまいます。この三価鉄イオンは、トランフェリンやフェリチンがつかまえてくれます。

そういうわけですから、身体の中にある一価銅イオンや二価鉄イオンは、とてもわずかです。でも、それはゼロではありません。

そのわずかしかない銅や鉄のイオンが、過酸化水素をヒドロキシルラジカルに変えます。このとき、銅イオンは酸化されて一価から二価に、鉄イオンは二価から三価になります。

ここにビタミンCがあると、還元作用を発揮して、二価銅イオンを一価に、三価鉄イオンを二価に戻します。すると、これらがまた別の過酸化水素をヒドロキシルラジカルに変えます。

これらのイオンをつかまえて、悪循環をたち切ってくれるのが、セルロプラスミン・トランスフェリン・フェリチンだということになります。

先に書いたように、セルロプラスミンには、一価銅イオンをつかまえる働きのほかに、二

過酸化水素がヒドロキシルラジカルになる

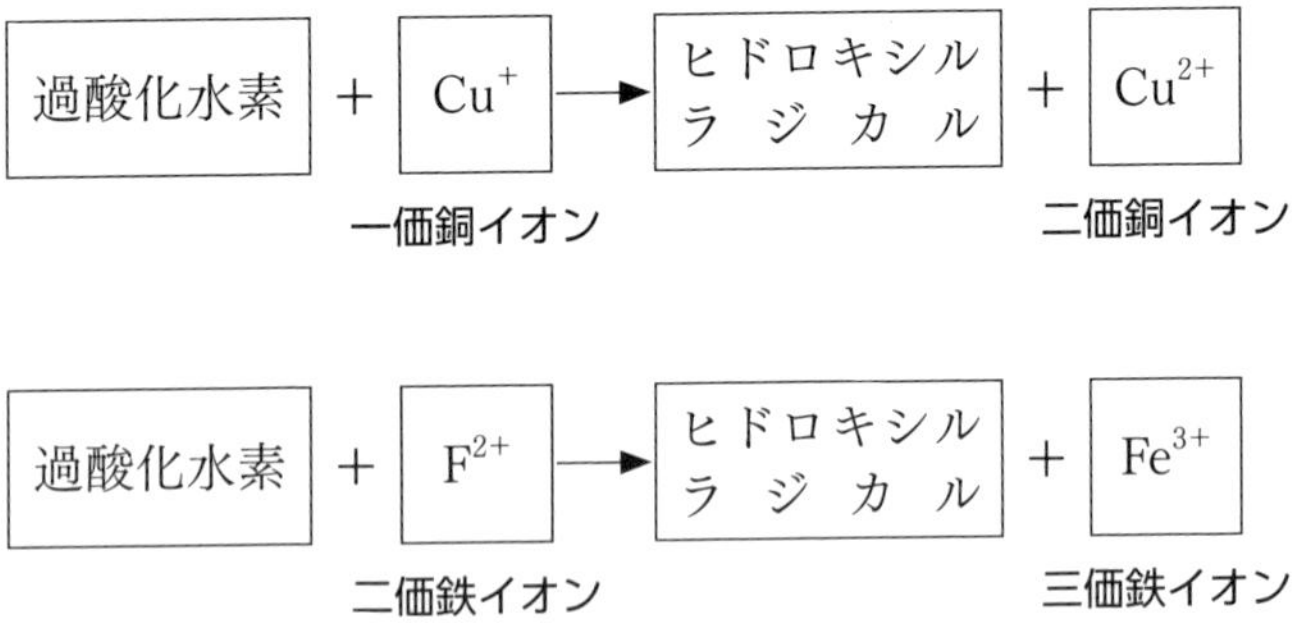

価鉄イオンを三価にする働きがあります。鉄イオンは、二価の形ではトランスフェリンやフェリチンに結合できませんが、三価の形になると結合できます。これらの糖タンパクは、協力して、悪玉の銅・鉄イオンを処分してくれるわけです。だから、体内に存在する一価銅イオンや二価鉄イオンはごく微量になります。しかし、ゼロではないので、ヒドロキシルラジカルもごく微量に発生することになります。

こうして話はひと回りしたわけですが、結局、これらの糖タンパクがある限り、ヒドロキシルラジカルの発生はごく微量だというわけです。

たばこの発ガン物質は、煙に含まれる過酸化水素ですから、それから発生するヒドロキシルラジカルがたくさんあるはずはないという結論にもなります。

ただし、もう説明したことですが、ヒドロキシルラジカルの発生は何も過酸化水素の除去からだけではありません。X線や放射線の照射からも、過酸化脂質からも、ステロイドホルモンの合成分解のときも、アミン型ホルモン分解のときも、遠慮なしに出てきます。

そこで今度は、ヒドロキシルラジカル除去の問題を考えなければならないことになりました。これに対して私たちの身体がもっている対策は、グルタチオンペルオキシダーゼのほかには、尿酸があるだけです。尿酸は、腎機能がまともならば尿として出ていくものですから、尿酸だけを当てにするのはどうかと思います。

１０２～１０４ページに、細胞膜が活性酸素にやられるとラジカル連鎖反応が起きる、ということを書きました。そしてこの項では、活性酸素を除去するものとしてビタミンCを挙げました。尿酸の活性酸素除去作用はビタミンCより弱いのですが、ビタミンCを積極的に摂る習慣のない人の場合、尿酸の濃度がビタミンCの濃度の数倍もあるので、活性酸素除去作用の主役が尿酸になっている、という報告があります。

ところで、グルタチオンペルオキシダーゼはセレン酵素なので、セレンが必須ですが、それは土壌中になければ、農作物を通して人間の口に入ることはできません。

酸性雨が世界的規模で降っているとすると、そこからくる硫黄の拮抗《きっこう》作用のために、植物体のセレンの吸収がむずかしくなります。そうなると、私たちはほかの方法でセレンの摂取を考えなければなりません。

グルタチオンペルオキシダーゼは、活性酸素を除去すると「酸化型」になって作用を失います。グルタチオンペルオキシダーゼは、「還元型」でないと活性酸素除去作用をもちません。ここにビタミンB_2があれば、酸化型をもとの還元型に戻してくれます。

最近、ヒドロキシルラジカルのスカベンジャーの仲間に、女性ホルモンのエストロゲンが入ってきました。エストロゲンは女性ホルモンではありますが、男性にも少しはあります。女性でも閉経後には少なくなりますが、これは仕方がないことでしょう。

女性ホルモンには、エストロゲンでなくても、一般に弱い活性酸素除去作用がみとめられます。中でもエストロゲンは、薬物代謝などによってさまざまに変身しますが、それに強い活性酸素除去作用のあることがつきとめられました。あるものは、ビタミンEの作用をしのぎます。これは、若い女性がストレスに強いことを説明する一つの根拠といえるでしょう。ヒドロキシルラジカルのスカベンジャーは、グルタチオンペルオキシダーゼや尿酸や女性ホルモンばかりではありません。カロチノイド・ビタミンE・ヒスチジン・フラボノイド・ポリフェノールなどもあります。

カロチノイドは、カロチンとキサントフィルの総称で、植物のもつ色素群です。その色は、赤・黄・オレンジから紫まであります。キクやヒマワリなどの花の色、ミカンや柿やカボチャなどの果肉の色、ニンジンの根の色などは、カロチンの色です。イチョウの黄色くなった葉の色、サケの肉の色、イクラやたらこやバターなどの色は、カロチノイドの中でも、キサントフィルの色です。カロチンは炭化水素の仲間で、キサントフィルはそれに酸素が加わったのです。

カロチンには、アルファ・ベータ・ガンマの3種があって、それがまじって植物体に含まれています。ニンジンの根の場合、ベータ・カロチンが大部分で、それに少しばかりのガンマカロチンがまじっています。

カロチンのうちのベータ・カロチンは鎖状の長い分子ですが、その鎖のまんなかで二つに割れると、ビタミンAが2分子できます。だから、ビタミンAもカロチノイドの仲間といえます。ただし、ベータ・カロチンが小腸の壁で二つに分解される量は、ほんのちょっぴりだといわれています。

スカベンジャーとしててっとりばやいのはビタミンEですが、それよりはるかに作用の強いのがサケの肉や卵に色をつけているキサントフィル（アスタキサンチン）です。特に一重項酸素に対してはビタミンEの１０００倍、ベータ・カロチンの40倍も強いとされています。キサントフィルもカロチノイドの仲間ですが、その種類は４００もあります。

カロチノイドの活性酸素除去作用はとても強いので、それを豊富に含む食品、例えばニンジン・カボチャ・卵黄・魚類などを日常的にとることが、ガン予防食の重点になるはずです。

かつて厚生省が、１００歳老人の食生活を調べたことがあります。そうしたら、ほとんど全員が、毎日卵を1個か2個食べていることが分かりました。

また、東北大学のチームが、全国の長寿村の食生活を調べました。すると、ほとんど例外なくカボチャをずっと食べていることが分かりました。長寿だということは、ガンや成人病になりにくいということだ、と考えてよいのです。

次は、ビタミンEです。ビタミンEの天然品は8種類ありますが、合成品もいろいろです。ただ、合成品は、消化管における吸収がきわめて悪いようです。製品によっては、吸収率ゼロのものもあります。また、生体膜を通り抜けて細胞に入ることができるものは、Dアルファトコフェロールだけだともいわれています。一方、活性酸素除去作用は、強さに違いはあっても、化学合成のビタミンEにも大きな期待をよせることができます。

ビタミンEには、活性酸素除去作用のほかに、代謝の協同因子としての作用があります。この期待にこたえられるものは、Dアルファトコフェロールだけかと思います。

Dアルファトコフェロールという名のビタミンEをたっぷり含む食品は小麦胚芽とアーモンドぐらいのものですから、私たちの食習慣にてらすと、これを日常の食事で摂るのはむずかしいという結論になります。これは、ビタミンEを摂りたい人は、特別なものを日常的に摂る必要があることを示しています。なお、ビタミンEについては、私の「三石巌全業績」第7巻『ビタミンEのすべて』に詳しく書いてあります。

ヒスチジンはタンパク質に含まれるアミノ酸の一つですから、これを摂るには、高タンパク食を続けるだけでよいでしょう。

高等植物は、日光を受ける土地にはえます。そういう条件だと、植物は紫外線をふんだんにあびることになります。そこで、植物は、自衛のために活性酸素除去物質を用意しないと生命の安全が保障されません。カロチノイド・ビタミンC・ビタミンEなどを植物が作ってもっているのはそのためです。それでも足りないとみえて、植物は、このほかにも活性酸素除去物質をふんだんに用意しています。その主なものは、フラボノイド・タンニン（カテキン）・セサモールなどです。

フラボノイドという物質群は、植物の葉や花や根などに含まれる黄色やオレンジ色などの色素で、その種類は多く、3000ぐらいのものが知られています。

数あるフラボノイドの中で有名なのは、イチョウの緑葉に含まれるものです。これは、動脈・静脈・毛細血管と、すべての血管を広げる働きをもっています。そのために、ドイツやフランスでは、ボケの予防薬としてあらゆる医薬の中で売上げトップの座を守り続けています。

イチョウのフラボノイドもそうですが、たいていのフラボノイドには活性酸素除去作用がありますす。その作用の強さは、種類によって違っていて、うんと弱いものからかなり強いものまであります。植物体では、それらが協力して働くので、どんなに強力な活性酸素でも除去してしまいます。だから、1群のフラボノイドはすべての活性酸素を除去するといわれています。

もちろん、これは正常な状態での話で、パラコートのような活性酸素増産剤に出会うと、さすがの植物もお手上げにならざるを得ません。

フラボノイドがそんなにあらたかなスカベンジャーであるのなら、菜っ葉のつけものや野菜サラダを食べれば活性酸素が除去できるかというと、そうはいきません。フラボノイドは、お互いにくっつきあって大きな分子になっています。分子量が、万の桁の高分子になっているのです。

口から入った食べものは、消化管で消化されるわけですが、分子量が5000ぐらいより小さくならないと腸での吸収ができません。結局、野菜をいくら食べても、フラボノイドは血液の中に入ることができません。それで、これを低分子化しなければ、役に立たないことになります。

お茶やコーヒーの渋味のもとはタンニンですが、これにも活性酸素除去作用があります。玉露のような上等の緑茶にタンニンが多い、といわれます。タンニンは、フラボノイドと違って、加熱するとタンニンの分子同士が重合して大きくなってしまいます。だから、熱いお湯でお茶を入れると、重合して大きくなったタンニンの分子は腸壁を通り抜けられなくなります。お茶は、昔のしきたり通り、ぬるいお湯で入れるに限ります。そうでないと、お茶を飲んでも体内の活性酸素を除去することはできない、と思わなければなりません。

ゴマが身体によいといわれるのも、一つには活性酸素除去作用があるからです。ゴマには、セサモールやセサモリンなど、いろいろな物質が含まれています。これらの物質の中には、ローストすると、一つの分子が二つに割れて、それぞれがもとのものより活性酸素除去作用が強まるものがあります。だから、ゴマは煎って食べる方が味がよいばかりでなく値うちもある、ということになります。

食後の飲みものとしては、緑茶も、紅茶も、コーヒーもありますが、コーヒーも負けてはいません。コーヒー酸にも、活性酸素除去作用があるからです。

7　ガン予防の14ヵ条

皆さんは、『がん研究の最前線』という本をご存じでしょうか。それは、1989年に朝日新聞社から出た朝日選書の1冊です。その序文によれば、「日本で考えられる限りその分野の最高の人で、現在もアクティブに研究に取り組んでおられる人（24人）」とのインタビューをまとめて本にしたものです。

この項では、この『がん研究の最前線』の助けを借りて、ペンをすすめることにしましょう。

でも、この本の全体を紹介したいと思っているわけではありません。私のテーマに関わりの深い部分で、ガン学界の最高権威がどんな考えをもっているか、ということを参考にしたいと思うだけです。

私は、医者ではありません。ガンの専門家との間にずれのあることはいうまでもありますまい。私は、私の分子栄養学の立場から、ガンの問題、特にガン予防の問題を考えることになります。少なくともガン予防の方法に関する限り、私と医師との間には、きわだった違いが表れざるを得ません。その点を取り上げてみたいと思います。

『がん研究の最前線』の中に、「がんを防ぐための12ヵ条」という表が載っています。これは、国立がんセンター総長の杉村隆先生とのインタビュー『対がん10ヵ年戦略』の効果」の中にあるもので、発表されたときは新聞に大きく取り上げられましたから、記憶に残っている方もいるでしょう。

私は、ここに現れた専門学者の方法に対して、意見を述べる義務を感じています。杉村先生は、学士院の恩賜賞・文化勲章などを受けた方です。中曽根首相時代の1983年に、ガン撲滅という名目で「対がん10ヵ年戦略」がスタートしました。年間予算60億円といえば、ちょっとしたプロジェクトといえるでしょう。「がんを防ぐための12ヵ条」は、その事業の一つだと思います。

ところで、学者といわれる方の人となりはどのようなものか、ということに興味をもつ人は少なくないと思います。そこで、この日本の学者として最高峰をきわめたといわれる杉村先生と『科学朝日』記者とのやりとりを、『がん研究の最前線』から引用することにしました。

——先生が中心にまとめられた「がんを防ぐための12ヵ条」。ご自身はどのくらい守っておられますか。

だいたい、守っているよ。食べすぎにならないように、というのを除いて。

——あの12ヵ条で十分?

13ヵ条にしようという意見もあった。だが、13は縁起悪い。別に意味なんかねえよ。時計だって12だし、12進法が世の中にはたくさんある。あの12ヵ条はリコメンデーション（おすすめ）なんだよ。アブソリュート（絶対的）なオーダー（命令）ではないんだ。お気に召すならどうぞ、というやつだよ。だから、オレはガンにならないだけが人生でないという人はいるし、いろんな人生観をもっている人がいていいよ。

――でも、12ヵ条は金科玉条のように扱われています。

だから、金科玉条のように思うのも自由。適当につまみ食いするのも自由。自分にとっては、あのうちの3、4条くらいしか必要ないと思うのも自由。

『科学朝日』取材記者のインタビュー記事は、まだ続きます。日本のガン研究の目指すところは何かと尋ねられて、早期診断を挙げています。また、ご自身の受けている早期診断について尋ねられて、1年に胃は1回、肺は2回と答えています。

このようなことは常識の範囲のことで、私のように、人間ドックも、ガンの検診も問題にしたことのないものには、まったくどうでもよいことです。ただ、これは私個人の態度で、たぶん、ガンをおそれる多くの人の参考になるとは限りません。

この記事でおもしろいと思ったのは、第3条の「食べすぎを避け、脂肪は控えめに」を守っていないというところです。

実は、今私のデスクの上に『メディカル・トリビューン』誌の1990年5月24日号があります。そこに「脂肪を減らせといいながら……NIHのお膝元はちぐはぐ」というタイトルの記事がありました。ＮＩＨとは、アメリカ国立衛生研究所のことです。

その記事によると、ＮＩＨは、脂肪を総カロリーの30パーセント以下におさえるようにという勧告を出しました。そこで、ＮＩＨビルの1階にある6軒のレストランを調べてみると、どのテーブルの上にも「心臓にとって健康的な食物を食べましょう」と書いたカードが立ててあったそうです。ところが、その「おすすめメニュー」の食事はどれもが30パーセントを超える量の脂肪を含んでいたというのです。

現在の先進国の食生活は高脂肪食が普通で、脂肪を減らせというのは無理なのです。それを承知の上で、日本でもアメリカでも医師たちが低脂肪食をすすめ、その一方で、現実には高脂肪食をとっているのをどう考えたらよいのでしょうか。私の答はここでは保留にしておきますが、皆さんにお考えいただきたいと思います。

なお、このＮＩＨの勧告では、高脂肪食を心臓病のリスクファクター（危険因子）としていますが、これは、ガンのリスクファクターでもあるわけです。

人間という動物は、大脳の新皮質が発達しているために、きわめて多種多様です。まともなのもいれば、いかがわしいのもいるし、抜けたのもいます。これは、人間一般についていえることで、例外はないでしょう。ということは、医師も例外ではないということです。このことが、杉村先生にも、ＮＩＨの先生方にも表れていると私は思います。

さて、「がんを防ぐための12ヵ条」について、もう少し考えることにしましょう。

その第1条には、「バランスのとれた栄養を摂る」とあります。今引用した『メディカル・トリビューン』誌の中に、「治療法のないヤッピーブルー」というタイトルの記事がありま す。「ヤッピーブルー」とは慢性疲労症候群のことだそうですが、これの対策の一つとして「栄養のバランスがとれた食事」を挙げる医師がいる、と書いています。

「栄養のバランス」のことが、ここにも出てきました。だから、これをふり回すのが日本だけではないことは確かです。

ところで、この「栄養のバランス」というものに、私は強い疑問をもっています。「バランス」とはつりあいの意味でしょうが、これは天秤の英語でもあります。天秤には二つの皿があって、一方の皿に品物をのせ、もう一方の皿に分銅をのせてつりあわせます。そのとき、バランスがとれたといってよいのですが、それは品物と分銅との質量が等しいことをいうわけです。

ところで、「栄養のバランス」とは、まさかこんなことではありますまい。もしそうだとしたら、糖質とタンパク質とのバランスがとれるということは、両者の量を等しくすることになるではありませんか。

先ほど紹介したＮＩＨは、心臓病を防ぐには脂肪の量をカロリーにして総カロリーの30パーセント以下におさえるのが有効だ、として勧告を発表しました。ここには比率の概念があるわけですが、比率または比の値が望ましい数値になることをもって、バランスがとれたといったらよいと思います。「栄養のバランスとは、栄養素の量の比である」としてみたらどうか、ということです。

けれども、「栄養のバランス」をとることが、本当に有効なのでしょうか。

もし、ある人が、総カロリー３３３３、うち脂肪が１０００キロカロリーの夕食のメニューを作って、ＮＩＨの先生に見せたら、どんなことを言われるでしょうか。料理人は、脂肪は30パーセントにおさえたのだからよいではないか、というでしょう。そこで先生は、バランスはいいけれどちょっと多いようだな、と言いそうな気がします。というのは、大切なのは栄養素の比ではなく絶対量だ、と私は考えるからです。

去年のことですが、北海道に行ったとき、積丹《しゃこたん》岬に有名なすし屋があるというのを聞いて、私たち数人がそこへ行きました。午後1時を回っているというのに、その店は満席でした。しばらく待って、私たちの前に待望のものが並びました。

そのとき私は、家内の耳に「バランスの悪い食事とは、こういうものをいうのが適切だろうね」とささやいたものです。ごはんの上にのっているものが、あまりにも薄いのです。私がハムではないかとみたものは、見たこともないほど薄っぺらなマグロでした。要するに、ごはんとねたとのバランスが悪いわけです。

私がそれをバランスの悪い食事というのは、もちろん皮肉です。このバランスがどんなに悪くたって、それがおいしければ、悪い食事とはいえないと思います。バランスがいいとか悪いとかいったって、絶対量にさえ気をつけていれば別に問題にするほどのことはない、というのが私の考え方だと言っておきましょう。

実は、これについて、北海道大学医学部の小林博先生の書いた『がんの予防』（岩波新書）の中に、こんなことが書かれています。

そこで食べものに関しての基本的な心がけは、「偏食をしないこと」あるいは「バランスのとれた食事をとること」、これだけです。肉が好き、あるいはラーメンが好きといって、3食それればかりというのはいけないことだと考えられます。

朝・昼・晩と、3食とも肉ばかり食べる人、あるいはラーメンばかり食べる人が実際にいるのでしょうか。もしいたとしても、それが健康によくないと決めつける根拠があるでしょうか。

もっともこれを偏食だというだけなら、誰にも異存はあるまいとは思います。

さて、先ほどのがん予防の12ヵ条は、全国民の前に権威ある指針として示されました。その解説がいろいろありますが、右に引用した小林先生の『がんの予防』には、コメントつきで12ヵ条が並べてありますので、ここに紹介します。

1　バランスのとれた栄養を摂る

天然ものを含め食品の中にも細胞の遺伝子（ＤＮＡ）に作用し突然変異を起こす物質があります。反対に食品によっては変異原性をおさえる物質もあります。したがって、偏らずいろんなものを食べると、それだけ相殺効果が期待できます。

2　毎日、変化のある食生活を

例えば、ワラビには微量の発ガン物質が含まれています。むろん、たまに食べるくらいでは心配はありませんが、たくさんの量を、毎日食べるのは避けた方がいいでしょう。

3　食べすぎを避け、脂肪は控えめに

こんなネズミの実験があります。好きなだけ食べさせたグループと、食事量を60%くらいに制限したグループとでは、制限グループの方が発ガン率が低く、長生きだったのです。やはり〝腹8分目〟がよいといえます。

4　お酒はほどほどに

アルコール濃度の高いブランディーを飲む習慣のある国の間には昔から食道ガンが多いといわれます。強い酒で口腔や咽頭、食道などの粘膜を傷つけるのが原因であろうと考えられています。

5　たばこを少なくする

たばこと肺ガンの関係が深いことは、よく知られている通りです。たばこを吸い始める年齢が低いほど肺ガンにかかりやすいことも分かっています。未成年の喫煙は避けたいものです。

6　適量のビタミンと繊維質のものを多く摂る

ビタミン類は、人間の身体にとって〝潤滑油〟のようなもの。中でも、ビタミンA、ビタミンC、ビタミンEには、発ガンを防ぐ働きもあることが知られています。また、野菜などに含まれる繊維質にも、同じような効果があります。

7　塩辛いものは少なめに、熱いものはさましてから

塩分を多く摂るところでは胃ガンの発生率が高いといわれています。アメリカでも40年ほど前は、胃ガン発生率が高かったが、食生活の改善で減りました。日本でも同様な傾向にあります。また、熱い茶がゆを食べる習慣がある地域で食道ガンが多いことも知られています。

8　焦げた部分は避ける

魚や肉を焼いたときにできる焦げ物質に発ガン性のあることが、動物実験で確かめられています。あまり気にすることはありませんが、焦げた部分のみをたくさん食べるのは避けた方がよいでしょう。

9　カビのはえたものに注意

ピーナッツなどにはえるアフラトキシンは少量でガンを発生させます。東洋人に肝臓ガンが多いのは、B型肝炎ウイルスなどのほかに、このアフラトキシンもからんでいるのではと疑っている学者がいます。

10　日光に当たりすぎない

紫外線は、私たちの周りにあるものの中でもっとも強力な〝変異原性物質〟の一つといわれ、長時間あびると細胞の遺伝子が傷つけられ、突然変異を起こします。肌の焼きすぎはなるべく避けた方がよいでしょう。

11　適度にスポーツをする

無理せず、人間が本来もっている病気に対する抵抗力を落とさないことです。どんな病気にでもいえる鉄則ですが、ガンでも同じです。

12　身体を清潔に

古いイギリスの話ですが、煙突掃除を職業としている人々の間に陰嚢の皮膚ガンが発生し、問題となりました。その後仕事をしたあと、身体をよく洗うようになり、この皮膚ガンはみられなくなりました。身体を洗う設備の不十分な地域に子宮頸ガンが多いことが知られておりますので、身体を清潔にするよう心がけましょう。

（がん研究振興財団「がん予防の12ヵ条」より）

さて、皆さんは、これを見てどんな印象をおもちでしょうか。この12ヵ条を守っていたらガンの予防ができる、と実感がもてるでしょうか。

私は、プルマンや永田先生の考え方も紹介しました。この2人は、量子力学という物理学にのっとって議論をしています。発ガンを量子力学の問題として扱っているからです。永田先生やアメリカのトッターは、活性酸素で発ガンの説明ができるとしています。ガン予防の問題も活性酸素を頭におかないで扱うわけにはいかない、と彼らは考えるでしょう。私も物理学者のはしくれですから、そのように考えています。

量子力学は、ものすごくむずかしい学問で、私などにも完全にはこなせません。医学者にとっても、そういうことだろうと思います。そのために、医学者のガン研究は、理論はさておいて、まず動物実験ということになりがちです。ガン予防の12ヵ条は、国立がんセンターの医学者の頭から出たもののようです。それは、12ヵ条を見ればすぐに分かることです。だから、医師からみれば適当、科学者からみればピント外れ、という評価になるでしょう。何しろ、そこにはまったくすれちがったアプローチがあるのですから。

つい先だって、私は、ガン予防をテーマにしたテレビを見ました。それは、例の12ヵ条を下じきにしていたようです。講師は、国立がんセンターにいたことのある河内卓先生でした。話がすんだとき、ある女性が質問をしました。お焦げがこわいのならば、コーヒーを飲んではいけないのか、という質問でした。

河内先生の答は、こうです。「コーヒー豆のお焦げの発ガン性は弱いから、一日5〜6杯ぐらいならよろしい」ということでした。私は、腹が立ちました。河内先生は、コーヒーをたくさん飲んだからといってガンになるなどとは思っていないはずだからです。

1991年の6月1日、私の「三石巌全業績」完成記念の会がありました。その席上、武蔵大学講師の矢野直さんのスピーチがあって、「三石先生が真実を語る自由をもっているのは、公的機関にいないおかげだ」ということを強調しました。ところで、河内先生は今も公的機関にいるために心ならずもうそをつくことになった、とは考えたくありません。

この60億円という巨費を使った研究で、魚のお焦げの中にトリプPとグルPという二つの発ガン物質が見つかりました。けれども、それが1億分の1程度しか含まれていなかったので、お焦げをいくら与えてもネズミにガンを作ることができないことも分かりました。そこで、実験用にこれを合成することにしました。

合成のトリプPとグルPをたっぷり入れたエサを毎日根気よくやって、ようやくネズミにガンを作ることができました。この量を人間に当てはめると、1日１００トンの魚のお焦げを1年間も続けて食べさせたことになります。この計算も、国立がんセンターでやっています。

この実験結果と、ガン予防の12ヵ条とをてらしあわせていただきたいと思います。余談で申し訳ありませんが、テレビの河内先生は、お焦げの実験を批判したために、がんセンターを追放された、といううわさのある方です。

物理学の立場からすれば、ガン予防の中心にあるのは、活性酸素の除去あるいは活性酸素の発生の抑制であって、それ以外のものではありません。

ところが、ガンの問題は難題なので、疫学調査にたよる部分が多くなります。このために、12ヵ条を見ても分かるように、食品やたばこを指名手配する傾向があります。アメリカのドルという人は、職業ガンは別として、偶発ガンは食品やたばこにみられるライフスタイルの問題だと主張しています。

医師が食品をガンとの関係でとらえる場合、たいていはすべての食品を指すのではなく、脂肪と食物繊維とを指します。高脂肪食と低繊維食がよくない、というのです。脂肪をたくさん食べれば、それを消化するために胆汁を増やさなければなりません。その代謝のときに活性酸素が出てくることを思えば、確かに高脂肪食が問題になってもおかしくはありません。

本シリーズの②『食品の正しい知識』を読んだ方は、脂肪にもいろいろなものがあって、それのもとになる脂肪酸に飽和のものと不飽和のものとがあることを覚えているでしょう。動物実験の結果をみると、低脂肪食の場合、不飽和脂肪酸が発ガンを促進することが分かりました。

68ページに書いたハーマンの「ラジカル老化説」つまり活性酸素老化説を思い浮かべれば、不飽和脂肪酸がガンをはじめとするもろもろの成人病と深いつながりをもつのは当然といえます。

このネブラスカ大学教授は、日本にきたことがあります。そのとき、彼の老化説を裏書きする実験の話をしました。ネズミを2群に分けて、一方には飽和脂肪酸の多いエサを与え、もう一方には不飽和脂肪酸の多いエサを与えたら、飽和組の寿命が不飽和組の寿命の2倍ほどもあった、というのが実験の結果です。ただし、人間のガンの場合、高脂肪食だと、脂肪酸の飽和・不飽和による違いはほとんどなくなるそうです。

さて、食物繊維をたくさん食べると、便の量が増え、通じがよくなります。すると、腸内の発ガン物質の濃度が減り、滞留時間が短くなるので、発ガンの可能性が減ると説明されています。ところが、腸内発ガン物質には、食品から入ってくるものもあり、ウェルシュ菌などの腸内細菌が作るものもあります。そして、これらの発ガン物質は、薬物代謝を受けて活性酸素を発生することになります。

皆さんはもうお気づきでしょうが、活性酸素の大量発生はストレスと切り離せません。私は、発ガンの主な原因の一つとして、ストレスを挙げたいと思います。そして、食品については、スカベンジャー効果のあるものに目をつけるべきだと思います。ガン予防の12ヵ条を、その観点から検討してみてはいかがでしょうか。

いずれにしても、食習慣で発ガンが増えたり減ったりすることは確かです。しかし、その主な理由が、実は活性酸素のスカベンジャーを十分に摂るか摂らないかにあることは、よくお分かりでしょう。

そこで、前にも出たものですが、**活性酸素のスカベンジャー**をまとめてみることにします。

スーパーオキサイドに対しては、

ＳＯＤ・ビタミンＣ・ユビキノン（コエンザイムQ_{10}）

過酸化水素に対しては、

ビタミンC・カタラーゼ・グルタチオンペルオキシダーゼ

ヒドロキシルラジカルに対しては、

カロチノイド・ビタミンE・ヒスチジン・グルタチオンペルオキシダーゼ・女性ホルモン・尿酸

一重項酸素に対しては、

ビタミンA・ビタミンB_2・ビタミンC・ビタミンE・SOD・メチオニン・ヒスチジン・トリプトファン・カロチノイド・グルタチオンペルオキシダーゼ・女性ホルモン・尿酸・ビリルビン

ここに紹介したことを土台に**ガン予防の条件**をひろいあげてみると、それは二つ、つまり「2ヵ条」にしぼられます。

第1は、**活性酸素の発生量を、できるだけおさえること。**

第2は、**身体に発生する活性酸素を、できるだけ十分に除去すること。**

この二つが実行できればよいのです。そして、私自身それを毎日実行しています。

さらに、ここに挙げたガン予防の2ヵ条は、具体的には次のようになるでしょう。

1　X線、紫外線、過酸化脂質を含む食品や医薬、添加物を含む食品、農薬を含む植物性食品、およびストレスをつとめて避けること。

2　カロチノイドが多く含まれているニンジン・カボチャ・卵黄・魚卵と、ゴマや緑茶を

つとめて摂ること。

3　ビタミンC・ビタミンE・ビタミンB_2などを、食品から摂るもの以外に追加して摂ること。

権威者に敬意を表しつつ、この3ヵ条を先のガン予防の12ヵ条に加えさせていただきます。ただし、お焦げの条項は切り捨てますから、しめて**ガン予防の14ヵ条**になるわけです。

8　ガン遺伝子とガン抑制遺伝子

新聞には、よく病気に関する新鮮な情報が取り上げられます。これはテレビのおよばないところで、私などは、大変高く評価しています。そのような記事の中に、「ガン遺伝子」とか「ガン抑制遺伝子」という穏やかでない言葉が見当たることにお気づきでしょうか。

そういう文章を読むと、私たちが生まれながらにガン遺伝子をかかえているという印象を受けます。つまり、私たちは、「いつかはガンに取りつかれる運命にある」というような錯覚におちいります。本当にそうでしょうか。

この疑問に正しく立ち向かうためには、遺伝子というものについて、少し深く掘り下げてみる必要があります。

細胞には核があって、その中に親からもらった遺伝子がおさまっているということはもうご存じでしょう。その細胞が二つに分かれるとき、核の中に「染色体」という名の紐のようなものが何本も現れます。ここで、染色体という言葉は染料に染まる物体というだけの意味ですが、そこに遺伝子のあることがはやくから推測されていました。

ところで、染色体の話とは別に、遺伝子がＤＮＡの上にあることもご存じでしょう。一つひとつの細胞の核の中には、１８０センチメートルとも2メートルともいわれる、長いＤＮ

A分子がおさまっています。

遺伝子は、この大人の身長ほどもある長い鎖《さ》状分子の上にあります。ということは、DNA分子が遺伝情報を暗号の形でもっているということです。

こんなに長い分子がどうやって小さな核の中に入るかというと、それはまったく染色体のおかげなのです。

人間の染色体は、2本ずつペアになったものが23対あります。これは、計46本ということになるでしょう。DNAは、長いものが1本あるのではなく、46本に分かれて、それぞれが糸巻のようなタンパク質に巻き付いています。その糸巻の形のタンパク質が特定の染料に染まるので、染色体という名がつけられたわけです（DNAと染色体の詳しいことは、本シリーズ①『分子栄養学のすすめ』53ページ以下参照）。

染色体とDNAの関係は、142ページの図のようになっています。これを父親からきたものとすれば、母親からきたものがこれと並んで、ペアになっています。

遺伝子というのは、タンパク質の構造つまりアミノ酸の配列を決める設計図だ、とよくいわれます。それは、ガン遺伝子についてもいえるわけです。私たちがガン遺伝子をもっているということは、ガン細胞に特有なタンパク質の設計図をもっている、ということにほかなりません。しかし、細胞がガン化しないうちは、ガン遺伝子の設計図は使われないからガン細胞のしるしとなるタンパク質は作られない、ということです。これは、大事なポイントで

染色体の形

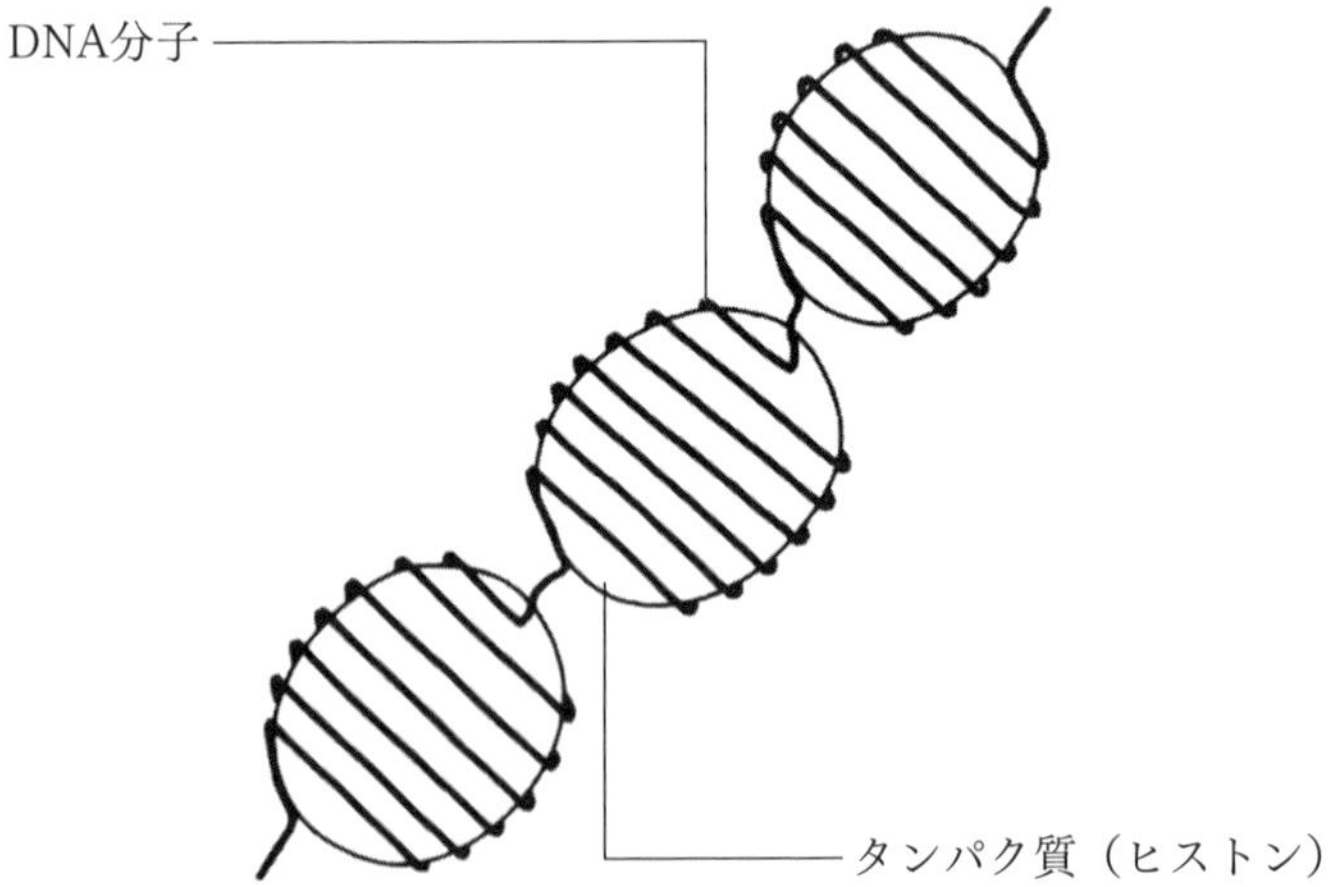

す。

私たちはガン遺伝子をもってはいるけれど、ガンになるまではそれは沈黙しています。だから、ガン遺伝子があるからといって、こわがることはありません。結局、ガン遺伝子が働き出すのをおさえている限りガンは起きない、ということになります。

これまでに、発ガンの条件としてＤＮＡの傷害を挙げてきました。それは、ガン遺伝子に関係したことでしょうか。このあたりの事情を、もう少しはっきりさせなければなりません。

実をいうと、ガン遺伝子と呼ばれるもののすべてが生まれつき正常細胞の中にあって沈黙している遺伝子だ、と決めてしまってはいけません。つまり、もともとは正常だったＤＮＡが傷害を受けてガン遺伝子ができてしまうことがあるわけです。また、それらのガン遺伝子がウイルスに取り込まれることもあります。このウイルスがいわゆる「ガンウイルス」ですから、発ガンにウイルスが役割をもつ場合がこれにあたるということです。

ガンに関わる遺伝子は、１００以上見つかっています。それがどうも、それぞれにきわだった個性をもっていて、単にガン遺伝子をかかえていればいずれはガンになる、といった簡単なものではないことが分かってきました。

例えば、「モス」という名のガン遺伝子があります。アフリカ産のカエルの卵で調べたところ、未受精のものの中にモス遺伝子の作ったモスタンパクが見つかりました。このタンパク質は、未受精卵を成熟させる役目をもっています。ということは、モス遺伝子がタンパク質を作ってくれなければ未受精卵は成熟しない、ということでしょう。だから、このガン遺伝子は、ガンとは無関係なところで活躍していたわけです。

このモスタンパクは、卵が受精すると、たちまち分解されて姿を消してしまいます。もし、モスタンパクをもたないはずの受精卵にモス遺伝子を入れると、細胞分裂が止まるから、卵は発生をやめてしまいます。それで、モスタンパクは、未受精卵を成熟させはするが、細胞分裂を抑制している、と考えられるようになりました。

この実験では、受精卵に未受精卵の中身を注入するという方法がとられました。未受精卵の中には、活性をもつモス遺伝子があるはずだからです。

こんなことをいうと、それはカエルの話であって私たち人間さまの話じゃない、というかもしれません。でも、もしカエルと人間とが縁のないものだったら、動物実験にカエルを使う意味がなくなってしまいます。人間もカエルも祖先は共通だと分かっているからこそ、動物実験の材料としてカエルが選ばれたのです。もっとも、特にカエルを選んだ理由は、両者がよく似ているためではありません。カエルの卵は、人間の卵と比べて体積が1000倍もあって、実験観察に都合がよいからです。

ところで、モス遺伝子をガン遺伝子とするわけは、ガン患者のガン細胞にモスタンパクが見つかったことによります。もちろん、正常な細胞にはモスタンパクはありません。結局、モスタンパクは、私たちの発生の原点となる受精前の卵の中においてだけ、なくてはならない役割をもっていたわけです。その役割とは、細胞分裂をおさえつつ、卵の成熟をはかる、ということでした。

卵というものは、受精しないうちから母方の遺伝子をそろえています。その遺伝子の一つとして、モス遺伝子があります。そのモス遺伝子は、受精するまでの期間に限って活性を表します。受精に成功すれば、モス遺伝子は役目が終わったわけですが、それには活性を抑制する遺伝子の出動が必要になります。これが抑制タンパクを作って、遺伝情報の解読をおさえ込むことになります。正常な人、つまりガンをもたない人では、この状態が死ぬまで続きます。モス遺伝子というガン遺伝子をかかえこんではいても、それをおさえつけて何もさせないのが普通だ、といえばよいでしょう。

では、ガン患者には、どんなことが起きるのでしょうか。それは、モス遺伝子に対する抑制タンパクがこわれるということです。抑制タンパクがどうにかなってしまえば抑制が外れるから、モス遺伝子はモスタンパクを作り始めます。

この、モス遺伝子を抑制するタンパク質を攻撃するものとして考えられるのは、タンパク分解酵素もしくは活性酸素ということになるでしょう。もっとも、身体の中にはタンパク分解酵素抑制タンパク（ＰＩタンパク）がうようよパトロールしてタンパク質を守っているので、モス遺伝子の抑制タンパクをこわしてモスタンパクの合成を許すようなことはおいそれとはできません。ところが、ここに活性酸素がくると、タンパク分解酵素抑制タンパクがこわれてしまうので、結局はモス遺伝子に対する抑制が解除され、これがガン遺伝子として立ち現れることになってしまうのだろう、と私は考えます。

そこで、モスタンパクはガン細胞の中で何をするか、という問題が起きてきます。未受精卵の中でのモスタンパクの役割は、成熟を助けることと、細胞分裂をおさえることの二つでした。この通りのことがガン細胞の中で行われるとすれば、モス遺伝子はガン細胞の異常増殖には関わっていないといえるでしょう。しかし、ガン細胞の成熟を促進しているかもしれません。

発ガンをイニシエーションとプロモーションの2段階に分けるとすれば、モス遺伝子はプロモーションに関係しているといえるでしょう。私は、ガン遺伝子はどれもがプロモーターの役割をしているのではないかと思います。

もう一つのガン遺伝子「ラス」についての実験を紹介しましょう。この遺伝子をガン患者からとって、マウス（ハツカネズミ）の受精卵に注射してみます。この卵から生まれた子どもマウスは、すべての細胞にラス遺伝子をもつことになります。

こうして育ったマウスは49匹いましたが、そのうちの23匹がガンになりました。そして、その70パーセントは血管内皮ガンでした。人間の場合、ラス遺伝子は膀胱ガンや乳ガンの細胞からは見つかりますが、血管内皮ガンで見つかったためしはないようです。

マウスでは血管内皮ガンにあったものが人間では膀胱ガンや乳ガンにあるというのはなぜ

か、と問われたらちょっと困りますが、とにかくラス遺伝子が特定のガンに関わっているということはこれで分かりました。

そうなると、同じラス遺伝子をもらいながらガンにかかったマウスとかからないマウスがいたのはなぜか、という問題が起きてきます。ラス遺伝子がガン遺伝子だというのなら、それを注射されたマウスは残らずガンになってよさそうなものですが……。

実際にマウスのＤＮＡを調べてみたところ、ガンにかかったマウスのラス遺伝子は、特定の部位で突然変異を起こしていました。つまり、ラス遺伝子も突然変異を起こさなければガンになりはしないということです。そのことが、ちゃんとつきとめられました。

ＤＮＡが突然変異を起こしたということは、その部位に傷害が起きたということです。もちろん、傷害の犯人は活性酸素です。そうでなければ、ラジカルです。

ガン遺伝子も、活性酸素のようなものにやられ、突然変異を起こして初めてガン遺伝子という呼び名にふさわしいものになるとは、おもしろいではありませんか。

実は、ラス遺伝子にはいくつかの種類があって、ここに紹介したのは「Ｈラス遺伝子」です。このほかに「Ｋラス遺伝子」というガン遺伝子がありますが、これはちょっと変わっています。

Ｋラス遺伝子は、大腸ポリープや大腸ガンの細胞にあります。そして、それが突然変異を起こしています。ＤＮＡに傷害が起きて突然変異が起きなければ、ポリープも腫瘍もありま

活性酸素がモス遺伝子の抑制を解除する

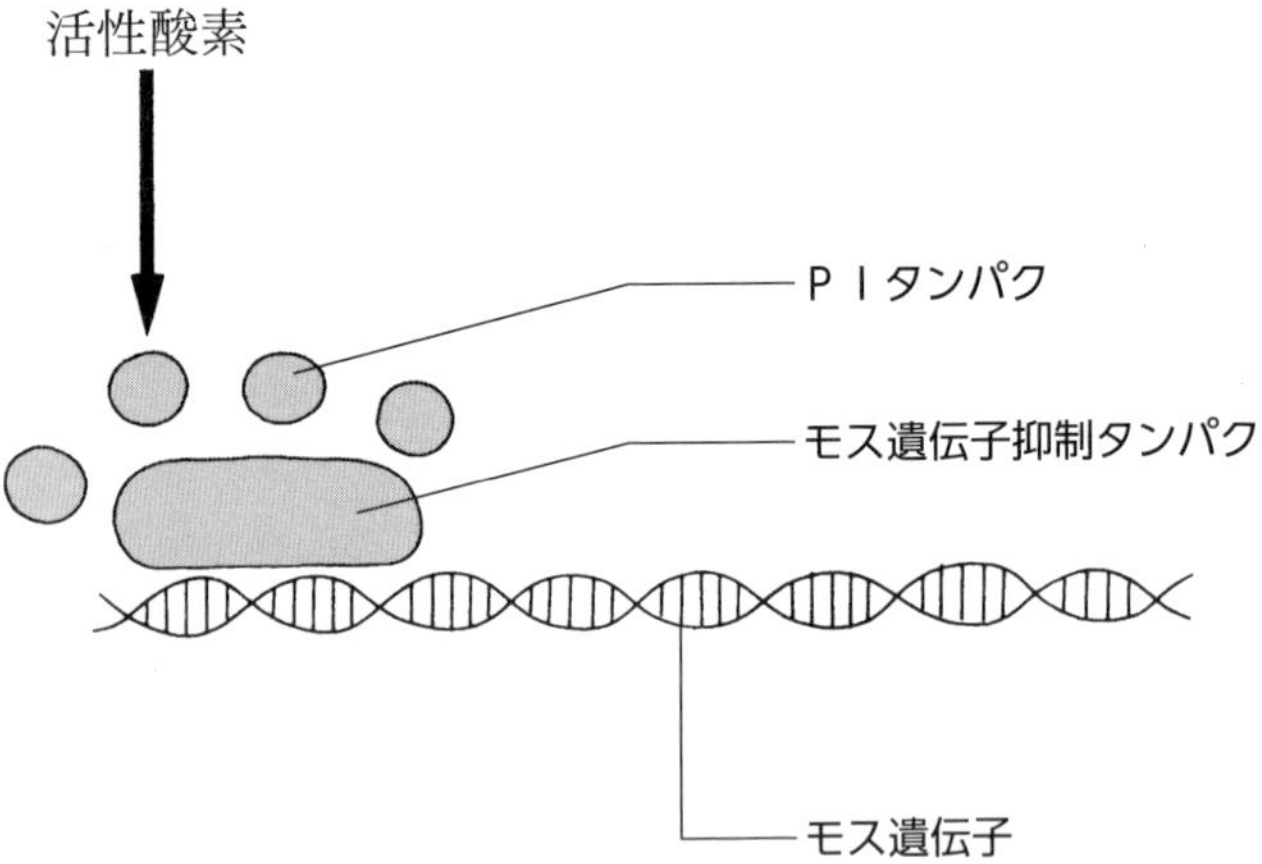

せん。おもしろいことに、良性ポリープでもKラス遺伝子の突然変異がみられます。また、悪性腫瘍つまりガンの場合、進行とともに突然変異のスケールが大きくなることもみられます。

結局、Kラス遺伝子も、突然変異を起こすまでは腫瘍に関わることはできないことが分かりました。やはり、ここにも活性酸素なりラジカルなりの出番が用意されている、ということでしょう。

この項のはじめに、染色体についてちょっと書きました。それなのに、今の話には染色体という言葉は出ていません。その代わり、DNAという言葉が出てきました。お分かりのことと思いますが、遺伝子の位置を問題にするときには染色体を取り上げることになります。そこで、位置についてもふれておきましょう。

ガン患者の染色体を調べると、ガン細胞では、3番目と13番目と17番目の3対の染色体の特定の部位に欠損が見つかるそうです。特に、13番目の染色体には「RB遺伝子」というものがあって、これは、もともとガン抑制遺伝子として知られたものです。そこに欠損部があるということは、ガンの抑制作用が失われたことになります。もちろん、このような欠損は、すべて活性酸素あるいはラジカルの傷害作用の結果だ、と考えなければなりますまい。

この研究は、肺小細胞ガンと呼ばれる肺ガンの一種について行われました。このガンが成立するためには、ここに書いた3対の染色体に欠損が起きなければならないことが分かりました。

なお、これらの欠損は、ペアになっている2本の染色体の一方だけに起きればよいのだそうです。このとき、欠損の起きなかった片われは、突然変異を起こして働きを失っているそうです。

結局、肺小細胞ガン成立のためには、三つの欠損に加えて、三つの突然変異がなければならないことになるでしょう。これは、いわば「発ガン6段階説」といえるものになります。染色体の欠損も突然変異の一つの形ですから、あわせて6回の突然変異がある、と考えてよいでしょう。

ここにガン抑制遺伝子が出てきましたが、このガン抑制遺伝子は、正常細胞の中にいくつもあることが分かってきました。そして、それが傷害を受けて働かなくなることがガン成立の条件だ、とされるようになってきました。

ガン抑制遺伝子もほかの遺伝子と同じく染色体上にあるわけですが、ガン細胞を調べてみると、特定の染色体の姿が見えない場合があります。それで、その染色体上にガン抑制遺伝子がある、と考えるようになりました。

「神経芽細胞腫」という神経のガンがありますが、このガン細胞に1番目の染色体を注入すると、ガンが消えてしまいます。これは、神経芽細胞腫に対する抑制遺伝子が1番目の染色体にある、ということを示す事実とされています。

子宮頸ガンの抑制遺伝子は11番に、腎細胞ガンでは3番に、絨毛ガンでは7番に、子宮内膜ガンでは1番・6番・9番・11番に、繊維肉腫では1番・11番にという具合に、ガン抑制遺伝子が散在していることがつきとめられました。

ここに並べた染色体上の消失も、やはり活性酸素やラジカルのしわざと考えるのが正しいと思います。

いずれにせよ、ガン抑制遺伝子は、いろいろなガンについて次々に発見されつつあります。

ガン遺伝子が正常細胞の中で正常な営みをすることはモス遺伝子の例で分かりましたが、このような例はほかにもいくつか見つかっています。「Bアーブ遺伝子」には、細胞増殖因子を受け入れる細胞膜上の「レセプター」（受容体）を作る働きがあります。「シス遺伝子」には、細胞増殖因子を作る役割があります。そして、「ミック遺伝子」には、核の中で働くタンパク質を作る役割があります。

ここまでに紹介したことをまとめると、ガン遺伝子には個性があるということが、なるほどとうなずけます。それにしても、一方にガン遺伝子があり、他方にガン抑制遺伝子があるというようなややこしい事情と、発ガン段階説とがうまく整合すれば結構ですが、果たしてそれは可能でしょうか。

私は、1977年という、まだガン遺伝子が話題にのぼらなかった時期に、私の最初の『ガンは予防できる』を書いて、その中で「発ガン2段階説」を唱えました。そのとき私は、外国にすでにその説があったことを知りませんでした。ただ分子生物学からすると、二つの段階がなければならない、というのが当時の私の考えでした。

ガン遺伝子とガン抑制遺伝子についての知見をバックにして、今この問題を扱ってみると、先に書いたように、ガン遺伝子はどうもプロモーションに関わっているような気がしてなりません。

通説によれば、ガン遺伝子は細胞の分裂（増殖）や分化に関係があるということになっています。しかし、ここに紹介したモス遺伝子のように、人間の一生に何の役割ももたずにいるものもあるので、いちがいに分裂や分化に関係があるといってはまずいことになるように思います。

分裂や分化といっても、増殖因子や分化因子を作る遺伝子もあり、Bアーブ遺伝子のようにこれらの因子のレセプターを作る遺伝子もあるというありさまですから、視野を十分に広げないと、問題をとことんまで追及することはできないはずです。

こう考えてくると、発ガンがいくつの段階に分かれるかということはガンの種類によって違うのではないか、という気がしてきます。

発ガンをイニシエーションとプロモーションの2段階に分けるとき、私は、ガン抑制遺伝子の失活（活性を失うこと）をイニシエーションの実体だと考えたいと思います。

抑制遺伝子の数がガンの種類によって違うことは、すでに述べました。子宮内膜ガンのように抑制遺伝子を四つももつものがあるかと思うと、一つしかもたないものものあるようです。いくつかある抑制遺伝子のうち一つでもだめになるとイニシエーションが起きるのだとしたら、プロモーションと違って、イニシエーションは1段階あればよいことになりそうな気がしてきます。

モス遺伝子のところでは、モス遺伝子抑制タンパクがこわれるとモス遺伝子というガン遺伝子が現れることを紹介しました。もし、これがイニシエーションになるのなら、ガン抑制遺伝子だけにイニシエーションをむすびつけるのはまずいことになるでしょう。

要するに、ガンに関わる遺伝子がいろいろと現れて、私たちをさんざん手玉にとっているというのが実情です。そして、私もここでまごついてお目にかけました。

何はともあれ、発ガンが何段階になろうとも、悪事を働くのは活性酸素やラジカルですから、予防はいたって簡単です。活性酸素やラジカルをおさえ込むというただ一つのことが、ガン予防の決め手になるのです。

お気づきのことと思いますが、前の項ではガンと活性酸素との関係だけをしきりに書いていたのに、この項では活性酸素と一緒にラジカルが出てきました。活性酸素のあるものはラジカルですし、ラジカルのあるものは活性酸素ですから、二つはある部分で重なっています。もちろん、二つは同じものではありません。しかし、相手から酸素を引き抜く性質が共通しています。つまり、電子受容体であるところが共通です。ですから、どちらも活性酸素除去物質で除去されます。そこで、活性酸素除去物質がガン予防の決め手になるわけです。

ここに紹介したのは、ガン遺伝子のほんの一端にふれただけのことです。ガン遺伝子についての情報が増えてくれば、私たちのガンに関する見方がはっきりしてきそうに思いがちですが、ここに一つ大きな問題があります。それは、ガン遺伝子のつきとめ方に問題があるということです。

ガン遺伝子が、ガン細胞から見つかるものだということは、もうご存じでしょう。その見つけ方というのは、まず、マウスからとった特別な細胞に人間のガン細胞の内容物を注入するというものです。

ここで特別な細胞といったのは、「不死性」を獲得した細胞のことです。1〜2年のうちに大部分の細胞は死んでしまいます。ところが、いくつかは生き残ります。そして、それは死ぬことなしに増殖を続けます。この細胞を、「不死性」を獲得した細胞といいます。ガン遺伝子検出の実験では、ガン細胞の内容物を、不死性を獲得した細胞に注入して、それがガン化するかどうかを見るのです。

実は、不死性をもった細胞は、ちょっとしたはずみでたちまちガン化するという性質をもっています。ところが、私たちの正常細胞は、それほどガン化しやすいものではありません。だから、このようにして見つけられたガン遺伝子が人間の発ガンにどれほどの関係をもっているかということはかるがるしく判断できない、といわれています。

要するに、ガンの問題は幾重にも重なった鉄のとびらの向こう側にある、といってよいでしょう。新聞にガンについての記事、特にガン遺伝子についての記事が出たら、それを見逃さないようにしようではありませんか。

〈解説〉

ガン細胞のふるまいは、暴走族のようだといわれます。増殖のスピードの速さや、無制限に増殖してゆく様子を観察した人は、その表現がふさわしいと思うでしょう。まるで車のアクセルはふみ込まれたままであり、ブレーキは効かない状態なのです。ここでアクセルというのは、「ガン遺伝子」で、ブレーキにあたるのは「ガン抑制遺伝子」です。

細胞はもともと自前でアクセルやブレーキの点検をし、必要に応じて修理する仕組みをもっているので、これが正常に働けば、たやすく欠陥車にはなりません。点検や修理にあたるのは、専従のタンパク質ですが、その生みの親にあたる遺伝子に変異が生じるケースが知られています。

ここでガン遺伝子とは、変異した「ガン原遺伝子」だということを述べておきましょう。DNA上の遺伝子に突然変異が起こって、細胞がガン化してゆくようになったとき、この変異する前の遺伝子が、ガン原遺伝子というわけです。

今日では、ガン遺伝子の産物であるタンパク質が、細胞のどこでどのように働くのかということが明らかになってきました。あるものは核の中でDNAに結合していますが、あるものは細胞膜にうもれています。あるものは遺伝子転写のスイッチのオン・オフに関わっていたり、あるものは細胞の外から内へのシグナルの伝達係の一員だったりという具合にいろいろですが、細胞の生死に関わる中枢につながるポストを占めています。そこで彼らの仕事ぶりを監視し制御する「ガン抑制タンパク」の役割が重要視されるのです。

ガン抑制遺伝子のリストには、30種ほどが並んでいますが、中でももっとも知名度の高いのが「P53」遺伝子です。

P53という名からは、その働きぶりは想像できません。発見者である英国の生化学者デビット・レインは、この遺伝子をもとに作られるタンパク質の分子量（53000）から命名したと伝えられています。

ヒトのガンでは、その半数以上でP53遺伝子が働いていません。大腸ガンでは何と70パーセント以上に、この遺伝子の変異がみられるというのですから、その注目度が高かったのも当たり前といえるでしょう。

動物実験で、P53遺伝子をこわしてやるとガンの発生が多くなることが分かりました。そして変異したP53のタンパク質は、ガン抑制どころか、発ガンタンパクに変身しているありさまでした。

やがて、P53タンパクの役目は、DNA上のタンパク作りの言葉（塩基配列）を、mRNAへと写し取る「転写」のプロセスに組み込まれていることが分かりました。

P53タンパクは、DNA上の傷を見つけて、修理屋タンパクを差し向けます。DNAのダメージが大きいと、ＤＮＡ複製をストップさせるタンパク質を作らせたり、アポトーシスを起こさせたりして、ガンへの道をはばむのです。Ｐ53遺伝子に異常があると、放射線や抗ガン剤での治療の効果が、変異のない場合に比べて低いということです。

アポトーシスを誘導する栄養条件として、ビタミンＡが知られています。ビタミンＡがガン予防に役立つことの理由の一つは、ここにあります。

9　ガンと免疫機構

「経験に学ぶ」という言葉があります。その経験が、向こうからやってくるのを当てにするのではなく、意図的に獲物をつかまえるわなをしかけて経験するというやり方があります。それを指して「実験」といいます。人類は、実験によって、また実験から生まれた結果を検討することによって、知恵をつみかさねてきました。その典型的な例は、免疫研究の歴史にみることができます。

免疫といえば、すぐに頭に浮かぶのは予防接種でしょう。予防接種は、免疫を利用して感染症をまぬがれる方法です。ガンは感染症ではありませんが、ガンに対する免疫療法も研究されるようになりました。これ一つをとってみただけでも、免疫という現象がややこしいものだということが分かるでしょう。

免疫に関わる歴史の第1ページを飾るのは、皆さんもご存じの通り、イギリスのジェンナーということになっています。彼の発表は、今から2世紀前の1798年でした。しかし、免疫物語の歴史はもっと古いのです。中国では、古代から天然痘の対策をもっていたそうです。

天然痘は命とりのこわい病気ですが、中には助かる人もいました。そういう人は、あばたづらになりました。私が若かったころには、月の表面のような顔の人を見ることはめずらしくありませんでした。私の中学の化学の先生もそうでした。

天然痘が治ると、かさぶたがはがれます。これを粉にして、かぎたばこのように鼻から吸うと、軽い天然痘にかかります。その代わり、この病気が流行しても大丈夫だというのです。一度天然痘にかかった人がほとんど2度とはかからないことが分かっていたから、こういう方法が開発されたようです。

このアイディアは、ヨーロッパに伝わりました。それは、天然痘の治った人の血液をとって静脈に注射する方法でした。この方法が行われるようになったのは、1721年トルコ駐在イギリス大使夫人メアリー・モンターギュによるとされています。

けれども、この方法には問題がありました。ひどい天然痘にかかってしまう場合もあり、ほかの嫌な病気にかかる場合もあったからです。このようなあぶなっかしい方法をきちんとした軌道にのせたのが、イギリスの医師ジェンナーです。彼は実用主義者だったので、理屈は全然頭になかったそうです。しかし、そのおかげで200年あとの1980年5月8日、WHO（世界保健機関）は、地球上から天然痘がなくなったという宣言をすることができました。これは、まさに人知の栄光を思わせる話です。ただ、これが21世紀のある日のガン撲滅宣言を予想させるものであれば、なおうれしいのですが……。

さて、ここにみられる天然痘とのたたかいは、結局、この病気に対する抵抗力の獲得ということになります。それは、祈りのようなものにたよるのではなく、物質の投与という方法をとることでした。ある物質の投与によって、病気に対する抵抗力を勝ち取ったということです。

やがて、その抵抗力の実体も物質であることが分かりました。そして、「抗体」という名がその物質に与えられました。身体の中に抗体ができれば、天然痘に対する抵抗力がつくというわけです。

では、抗体はどのように現れるかというと、天然痘のかさぶたを鼻孔に入れるとか、天然痘にかかって治った人の血液を静脈注射するとか、あるいはまた天然痘をうえつけた牛の皮膚からとった液を人間の皮膚にうえつけるとかすると、抗体が血中に現れます。

抗体はタンパク質ですから、低タンパク食だと作れません。結核という病気は、日本だけにはやったわけではなく、昔は世界中にはやったものです。この背景に低タンパク食があったことは、まぎれもない事実です。天然痘がはやっても感染をまぬがれた人がいましたが、これはおそらくタンパク質を十分に摂っていた人だったでしょう。

天然痘のふきでもののかさぶたや、天然痘が治った人の血液や、天然痘にかかった牛のふきでものの液などには、弱ったウイルスがいます。それを皮膚にうえつけると、血中に抗体が現れます。だから、抗体を作るもとになった物質はウイルスだということです。このように抗体を誘導する物質を「抗原」といいます。

ウイルスは、人間の身体にとっても、牛の身体にとっても、異物です。もともと身体の成分ではなかったものです。このようなものを、一般に「非自己」といいます。自分ではない、という意味の言葉です。

身体には、自己と非自己とを区別する働きがあります。そして、非自己をはじきだそうとします。非自己を殺すとか、溶かすとかして、処分してしまうのです。抗体は、その役目をもっています。だから、天然痘ウイルスという非自己が身体に入り込んでくると、身体は抗体を作ってそれをやっつけようとします。それがうまくいけば、天然痘にかからずにすみます。また、もしかかっても症状が軽くてすむわけです。

私は、子どものころ天然痘の予防接種を受けました。これを「種痘《しゅとう》」といいました。種痘を受けることは、国民の義務でした。体質には個体差がありますから、種痘によって脳炎を起こしたり、熱を出したりする人がいたものです。ありがたいことに、今では天然痘がなくなったので、種痘の必要はなくなりました。

それでは、この本で問題にするガンにも免疫があるのでしょうか。抗体ができるのでしょうか。これは、差しせまった真剣な問題です。

ガン細胞のもとは、正常な細胞です。それは、非自己ではありません。しかしガン細胞では、突然変異が起きています。変異とは自己に対する変異ですから、これは自己ではなく、非自己です。だから生体の合目的性からすれば、ガン細胞は、殺すとか、溶かすとかして排除されてよいはずのものだ、と考えられるでしょう。

もし、ガンに対する抗体があるのなら、耳よりな話になることは確実です。そういう実験もあります。

その実験は、マウスを使って行われました。近親交配のマウスでやったのです。まず1匹に発ガン物質を与えて、ガンを作ります。そのガン細胞を、別のマウスにうえつけます。そうすれば、そのマウスはガンになります。ところが、もし移植する前にそのガン細胞に放射線を当ててそれを移植すると、ガンにはなりません。そして、そういう処置をほどこしたマウスに放射線を当てないガン細胞を移植しても、ガンは発生しません。これは、抗体ができたことを意味します。ガン細胞には、抗体を誘導する抗原性があったことになります。免疫が成立したわけです。

この動物実験は、朗報のようにみえるでしょう。しかし、これは意外な難物と分かりました。さっきの実験では、マウスに免疫をみるのは、もとのガン細胞をうえつけたときに限るのです。ほかで発生したガンのガン細胞では、だめなのです。

同じ発ガン物質を与えて、マウスに30数種のガンを作ることができます。さっきのような実験をしてみたら、同じ種類のガンでないと免疫が成立しないことが分かりました。ガンの種類が違えば、抗原性が違うということです。とても残念な話ですが、免疫応答がこんなに狭き門では、これを実用に役立てるわけにはいきません。

この実験では、もう一つ重大なことが分かりました。ガン細胞の抗原性は使った発ガン物質の量が多いほど強い、という事実があることです。動物実験はともかく、私たち人間の場合、一時にそんなに大量の発ガン物質をあびることはほとんどありません。

実は、このようなガン治療へのアプローチは、人間に対しても行われています。それは、次のようなやり方です。

白血球と呼ばれる1群の細胞には、「リンパ球」という仲間があります。これは、免疫をつかさどる細胞で、「B細胞」と「T細胞」とに分類されます。例の抗体を作るのは、B細胞です。T細胞の仲間に「キラーT細胞」というのがあります。これは、あとに述べる「ナチュラルキラー細胞」と同じ方法で、ガン細胞に穴を開けて、それを殺します。

人間の場合は、ガン組織からキラーT細胞を取り出し、それを賦活《ふかつ》して、その当人に注入します。この方法が百発百中ならうれしいのですが、そうでもないようです。

丸山ワクチンは、BCGを利用して免疫機能の賦活を期待するもので、免疫療法の一つですが、これも百発百中といえないことはご承知の通りです。

抗体で抗原をやっつけることを「抗原抗体反応」といいますが、免疫の形式は、この抗原抗体反応だけではありません。ガンの場合、そうでない方に期待をよせることができると考えられています。その名は、「ナチュラルキラー細胞」です。あるいは、短く「NK細胞」ということがあります。

ＮＫ細胞は、非自己細胞に穴を開けるのが役目です。非自己細胞とは、ここではガン細胞やウイルス感染細胞を指します。ＮＫ細胞の活性が高く、その数が多ければ、ガンもウイルス感染もこわくない、ということになりそうです。

皆さんは、ビア樽の構造をご存じでしょうか。それは、適当な形にけずった板を何枚も用意して、それを円筒状にすきまなく並べ、ばらばらにならないようにたがをかけたものです。それには、もちろん底板をつけなければなりません。底板をとってしまえば、トンネルのようなものになります。

ＮＫ細胞は、ガン細胞のような非自己細胞のそばへ行くと、ビア樽の板のような形のタンパク質を作って送り出し、ガン細胞に穴を開けます。そして、その穴に何枚もの板をたくみにはめこんで、細胞膜にトンネルを作ってしまいます。

この様子を、１６５ページの図でご覧ください。

細胞というものは、どれでもそうですが、細胞膜によって外界との間を仕切っています。そうしなければ、自分の生命を守れないからです。だから、細胞膜にトンネルができたら死ななければなりません。中のものは遠慮なく外へ出ていくし、外のものも遠慮なく入り込んでくるからです。胃でも、心臓でも、肺でも、穴が開いたらだめになるでしょう。それと同じようなことが起きるわけです。

そういうことになると、ＮＫ細胞の活性を高めるにはどうすればよいか、という問題が起

NK細胞がガン細胞にトンネルを開ける

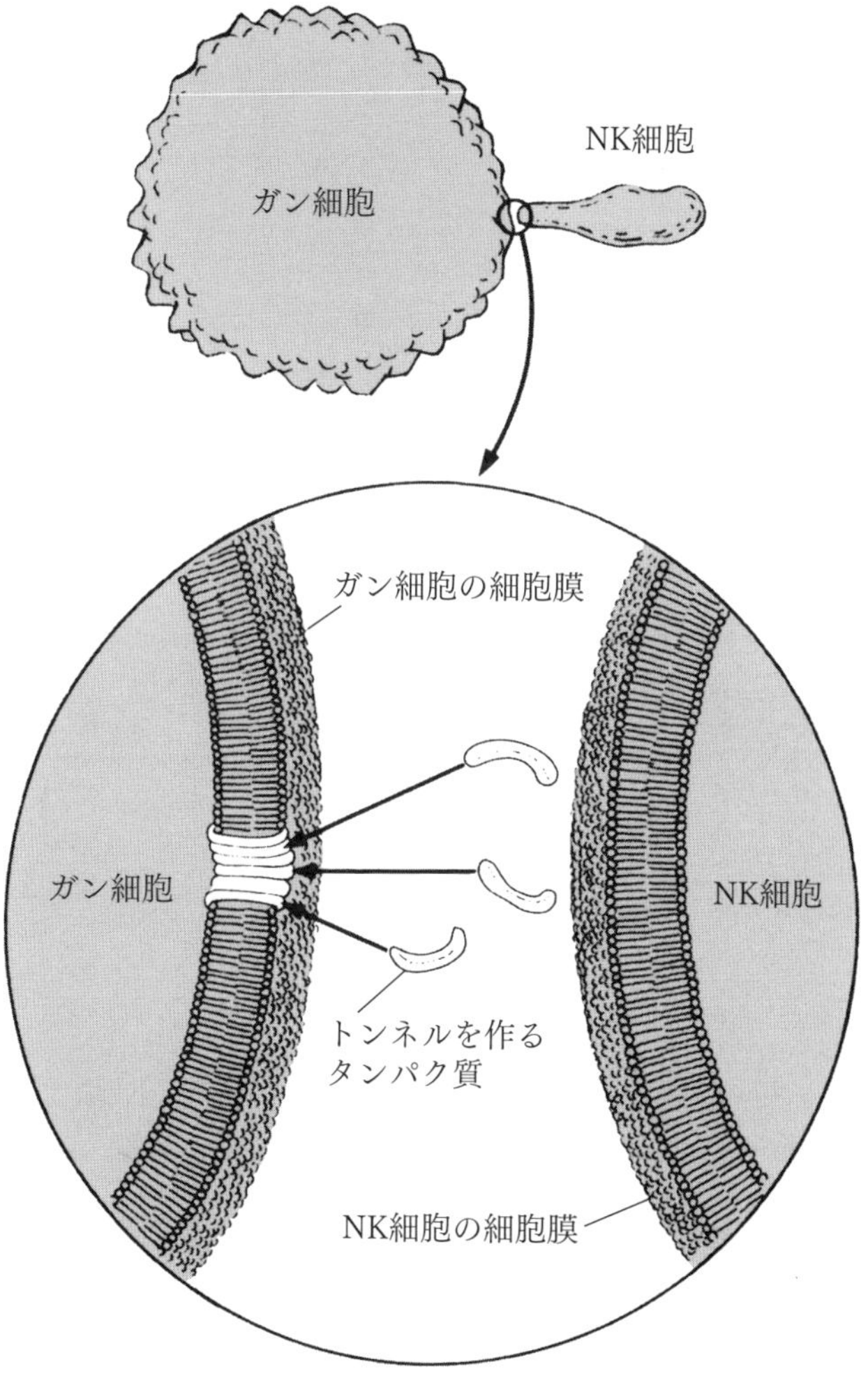

きてきます。ところが、その答は出ています。「インターフェロン」というものがあればよいのです。

インターフェロンは、糖タンパクの仲間で、種類が三つあります。NK細胞を賦活するのは、「ガンマインターフェロン」です。

インターフェロンを作るには、まずタンパク質が必要です。また、それを合成する代謝では協同因子としてビタミンCが働きますから、ビタミンCも必要です。ここでもまた、栄養の問題が出てきました。「栄養条件をよくするとガンの進行をうながすから、栄養は控えめにした方がよい」という説がありますが、これは俗説です。そういうのは、消極的で闘病の態度ではない、と私は考えます。

「マクロファージ」は、いわゆる大食細胞で非自己を食べる役目をもっていますが、これもインターフェロンで賦活されます。そして、ガン細胞を食べることが知られています。どんなことでもそうですが、数量の問題がついて回るものです。ガン細胞の数と、動員されるNK細胞やマクロファージの数との間の力関係が問題だということです。結論をいえば、NK細胞やマクロファージなどの活躍があるにはあっても、それに過大な期待をかけてはいけないということです。

ガン患者をかかえている人は、ガンの免疫療法があると聞けば、関心をそそられるでしょう。これは、アメリカではBRMという言葉で表されています。BRMは、日本語にすれば

「生物学的応答修飾法」ということになるでしょう。その意味は、ガン細胞に対する生物学的応答を修飾することによる治療法、ということになります。ビタミンCによってNK細胞やマクロファージを賦活する方法も、丸山ワクチンやキラーT細胞によって免疫能を賦活する方法も、BRMに属することになるでしょう。

いまのところ、ガンのBRM、つまり免疫療法による治療を過大評価するのは現実的ではないと思います。「おぼれる者はわらをもつかむ」ということわざがありますが、BRMは、わらのたぐいになりかねないのではないでしょうか。

ガン遺伝子についてはもう話がすんでいるわけですが、つい最近になって、免疫に関わるガン遺伝子が見つかりました。その名前は、「リン」と「フィン」です。リンの作るタンパク質には、免疫担当のリンパ球のうちT細胞を増やす働きがあり、フィンには、同じくB細胞を増やす働きがあります。結局、この二つの遺伝子は、ガンに対する免疫をうながす働きがあることになります。だから、これらはガン抑制遺伝子の仲間に入るわけです。

ところが、リンタンパクもフィンタンパクも、ガンにかからないと現れません。そこで、その設計図となるリン遺伝子もフィン遺伝子も、ガンに関わる遺伝子という意味でガン遺伝子と呼ばれます。

〈解説〉

ガンが「ワクチン」で防げたら？　これはとても魅力的な考えでしょう。ワクチンは天然痘やポリオをはじめ、人類とウイルスや細菌とのたたかいで、たびたび有効な武器になってきたのですから。

ガンワクチンといえば、結核菌から作った「丸山ワクチン」が有名ですが、中央薬事審議会はこれを治療薬としてみとめていません。

ガンの免疫療法は、「特異的免疫療法」と、「非特異的免疫療法」に大別されます。特異的免疫療法は、ガン細胞に現れる抗原（ガン抗原）を見分けて攻撃する免疫細胞を活性化させるという方法です。非特異的免疫療法とは、免疫全体のレベルアップを狙うものです。

免疫強化作戦には、薬剤などを体内に入れて、その反応として免疫機能を高める「能動的免疫療法」と、体外で活性化したリンパ球などを体内へ送り込む「受動的免疫療法」があります。

ワクチン療法は能動免疫であり、受動免疫には「養子免疫療法」があります。

免疫システムをふるい立たせる、有効なガンワクチン探しは、数十年にわたり続けられて、その種類は、ガン細胞タンパクの断片や、ガン細胞の表面に現れている糖タンパク、ガン抗原用のDNAと広がっていきましたが、いまだに抜きん出た効果が得られてはいないようです。

またガンワクチンによって、「自己免疫」という副作用が生じることはないのだろうか、という声も聞かれます。

免疫細胞とガン細胞との力関係をゆり動かすものの一つが「サイトカイン」であるという考えから、「インターフェロン」や「腫瘍壊死因子」などのサイトカインをワクチンとして利用しようという試みもあると伝えられています。

10 ガン細胞の特徴

ガンの「細胞診」という方法があるのを、ご存じでしょうか。これは、新生物（それまでになかったもの）ができたとき、その部分の組織を取り出して、果たしてそれがガンであるかどうかを調べる方法です。そのときはたいてい顕微鏡を使いますが、それは、細かいところをよく見ればガン細胞と正常な細胞とでは違ったところがある、という原則によって判断することができるからです。要するに、ガン細胞にはつかまえどころのある特徴がみられるのです。それは、外見上にも内容にもみられます。

細胞が細胞膜に包まれていることは、もうよくご存じのはずです。それでは、細胞の形つまり細胞膜の形は、何によって保たれているのでしょうか。

細胞膜のような生体膜の基本は脂質二重層ですが、これは流動性をもっています。つまり、それは液体だということです。

液体が膜を作ることは、シャボン玉を見れば分かるでしょう。シャボン玉は、シャボン液という液体の膜でできています。実は、シャボン玉の膜はシャボン液の一重層です。それは、分子がひと並びになっているということです。

93〜94ページに書いたように、生体膜は、これと違って分子がふた並びになった二重層です。そこにはいろいろな働きをするタンパク分子がはさまっていますが、そのこともご存じのはずです。

シャボン玉の膜を見ると、そこには流れのあることが分かります。細胞膜の中でも、タンパク分子やコレステロール分子などが動き回っています。それでもなお、細胞膜は安定した形をとっています。シャボン玉が球形をとるのは、表面張力のためです。私たちの細胞の場合も、安定した形をとる上で表面張力が大事な役割を果たしているはずです。しかし、表面張力だけではあぶなっかしい感じがするでしょう。

実は細胞膜に包まれたもの、つまり「細胞質」の中には、つっかい棒やネットワーク（網目構造）があります。つっかい棒は、「微小管」と呼ばれる細長いチューブです。ネットワークは、「アクチンフィラメント」と呼ばれる繊維状のタンパク質からできています。172ページの図は、細胞膜の内側に見られるアクチンフィラメントのネットワークです。この図では見えませんが、微小管もタンパク質でできています。

細胞質の中にこんな緻密なネットワークが存在すればこそ細胞の形が安定する、と考えてよいのです。ちなみに、アクチンフィラメントは筋肉を作るタンパク質の一つで、本シリーズ③『老化と活性酸素』の78ページ以下で詳しく紹介したものです。

微小管の役目は、高速道路に似ています。細胞質の中のいろいろな分子はいわゆる熱運動で勝手に動いていますから、分子と分子との出会いは偶然といってよいでしょう。その偶然

アクチンフィラメントのネットワーク

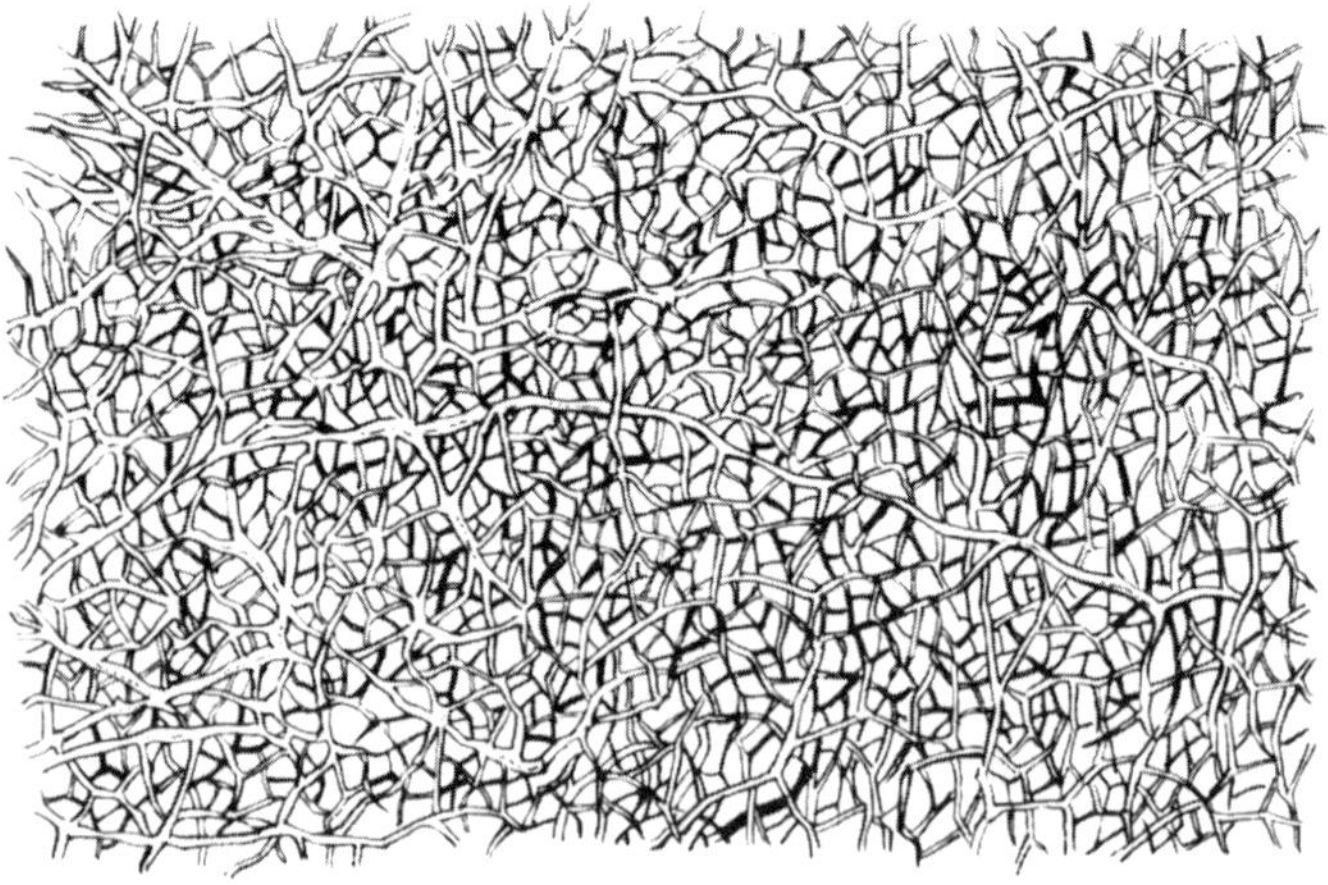

を当てにしてよい場合もあるでしょうが、さっさと出会ってしまわないと要求にこたえられない場合が多いのです。そしてそのとき、微小管を伝わって分子の輸送が行われます。ただし、このように輸送される分子は、微小管の穴の中を通るわけではありません。外を走っていきます。それなのにこれが管の形をしているのは、そうでないとぴんとまっすぐになってくれないからでしょう。

アクチンフィラメントも微小管もちゃんとしている健康な細胞は、形がでたらめにくずれるようなことはありません。形は、すっきりしてそろっています。

ところが、細胞がガン化すると、形がでこぼこにくずれてしまいます。それが、外見上のガン細胞の特徴の一つです。これは、光学顕微鏡で分かります。

白血球は食細胞に属しますが、これは細菌などを食べるからです。このとき、細菌がふれる部分ではアクチンフィラメントのネットが消えてなくなり、そこがへこむそうです。アクチンフィラメントのネットはゴムのシートのようなもので、細胞膜をはがしてみると、そのゴムシートをかぶった細胞質が現れます。

そのゴムシートは、弾力をもって細胞膜を支え、細胞の形を整えているわけですから、これがすっかり消えてしまうと、細胞の表面の形はでたらめになるでしょうし、でこぼこにもなるでしょう。これがガン細胞の場合だ、というわけです。

針金で作った球形のかごに布を貼れば、ボールができます。何かの原因でこの針金が腐ったら、かごの形がでこぼこになるでしょう。これがガン細胞の姿だ、といってよいかもしれません。

ところで、アクチンフィラメントが消えてなくなったのはなぜか、という問題をほうっておくわけにはいきません。その原因として、私は活性酸素を指摘したいと思います。

まず、アクチンはタンパク質です。だから、タンパク分解酵素にやられると、分解してしまいます。タンパク分解酵素は至るところにありますが、こんなものがのさばっては困るので、タンパク分解酵素の働きをおさえるタンパク分解酵素抑制タンパクと呼ばれるタンパク質がだきついて、それを働けなくします。これは、145〜146ページに出てきたものですが、名前が長ったらしいのでPIタンパクと短く言うのが普通です。PIタンパクは、血液の中にも細胞質の中にもあります。

白血球の仲間の好中球を例にとって、考えてみましょう。

細菌がそばにくると、好中球は活性酸素を発射します。これは、ペルオキシゾームで作られ、アクチンフィラメントのネットをくぐり抜けて外に出ます。この活性酸素は、PIタンパクを変性させます。するとそれはタンパク分解酵素をおさえ込むことができなくなるでしょう。そこで、タンパク分解酵素が働き出してアクチンフィラメントを分解してしまうのだろう、というのが私の推理です。

これで、好中球の食作用の第1段階を説明したことになります。ところで、ガン細胞についての推理は、これとはちょっと違います。
細胞のガン化の場合、その鍵をにぎる活性酸素は、好中球の食作用の場合と違って、細胞の外からやってきます。それが、細胞膜を通り抜けなければならないわけです。したがってその活性酸素は、寿命が長くなければなりません。さしずめそれは、過酸化水素だと思います。

この活性酸素が細胞膜を通り抜けてアクチンフィラメントのところへやってくると、そこにはＰＩタンパクに取り付かれて活性を失ったタンパク分解酵素があります。176ページの図では、この様子を左側に描いてあります。

さて、この図の右側をご覧ください。活性酸素がＰＩタンパクに攻撃をしかけると、ＰＩタンパクは働きをなくしてタンパク分解酵素から離れます（①）。その結果、タンパク分解酵素が働き出して（②）、アクチンフィラメントを分解してしまう（③）というわけです。

ガン化した細胞の表面の形がでこぼこになる理由を私なりに説明すると、以上のようになります。

さて、皆さんはすでに、発ガンが大きく分けて2段階になることをご存じのはずです。第1段階がイニシエーションで、第2段階がプロモーションだということも、49ページに書いた通りです。

アクチンフィラメントや微小管のように細胞の形を保つ役割をもつタンパク質を、「骨格

活性酸素によるアクチンフィラメントのネットワーク破壊の仕組み

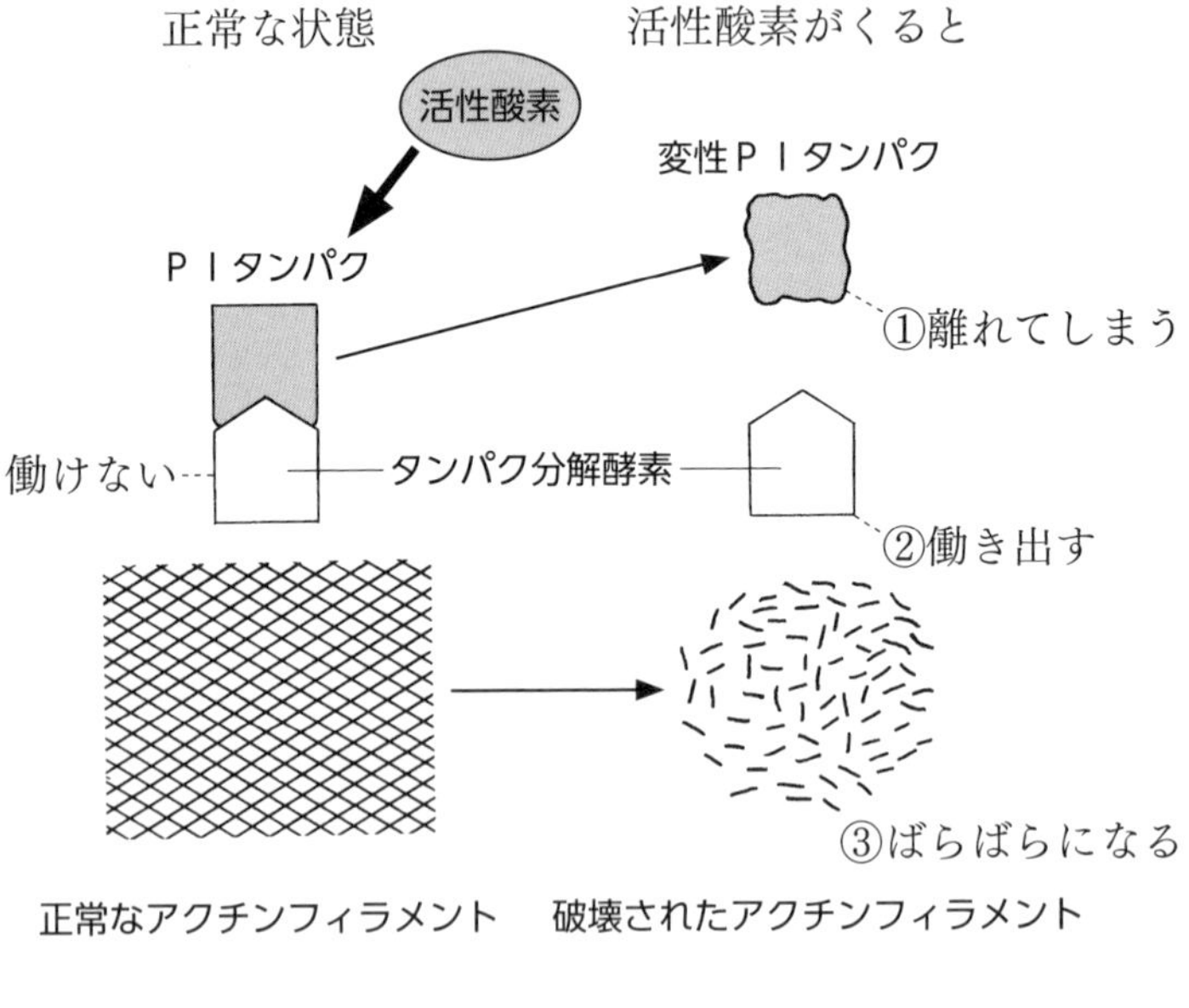

タンパク」といいます。この骨格タンパクがくずれて細胞の表面がでこぼこになるのは、実は第2段階のプロモーションの方です。ということは、発ガンの第1段階では、まだ細胞の形に変化はないということです。

では、第1段階のイニシエーションが起きたとき、細胞にはどのような変化が現れるでしょうか。

発ガンのイニシエーションでは、DNAに突然変異が起こります。これは、核の中での変化ですから、そのために核の形や大きさに変化が起きます。それを示したのが、178ページの中央の図です。

第1段階が起きてから第2段階が起きるまでの時間はとても長く、何十年もの年月がかかります。もちろん、第1段階が起きただけで、いつまでたっても第2段階が起きないこともあるわけです。そのときは、ガンは成立しません。

第1段階と第2段階とでは、はっきりした違いがあります。そして、第2段階の変化が第1段階の変化より先に起きても、ガンは成立しません。

さて、普通の細胞をシャーレの中で培養すると、細胞は分裂して数を増やします。このとき、シャーレの内壁にびっしりすきまなく細胞がひと並びになると、そこで増殖は止まります。これを接触阻止といいます。

正常な細胞は、このような接触阻止を起こしますが、ガン細胞は、これを起こしません。

細胞のガン化

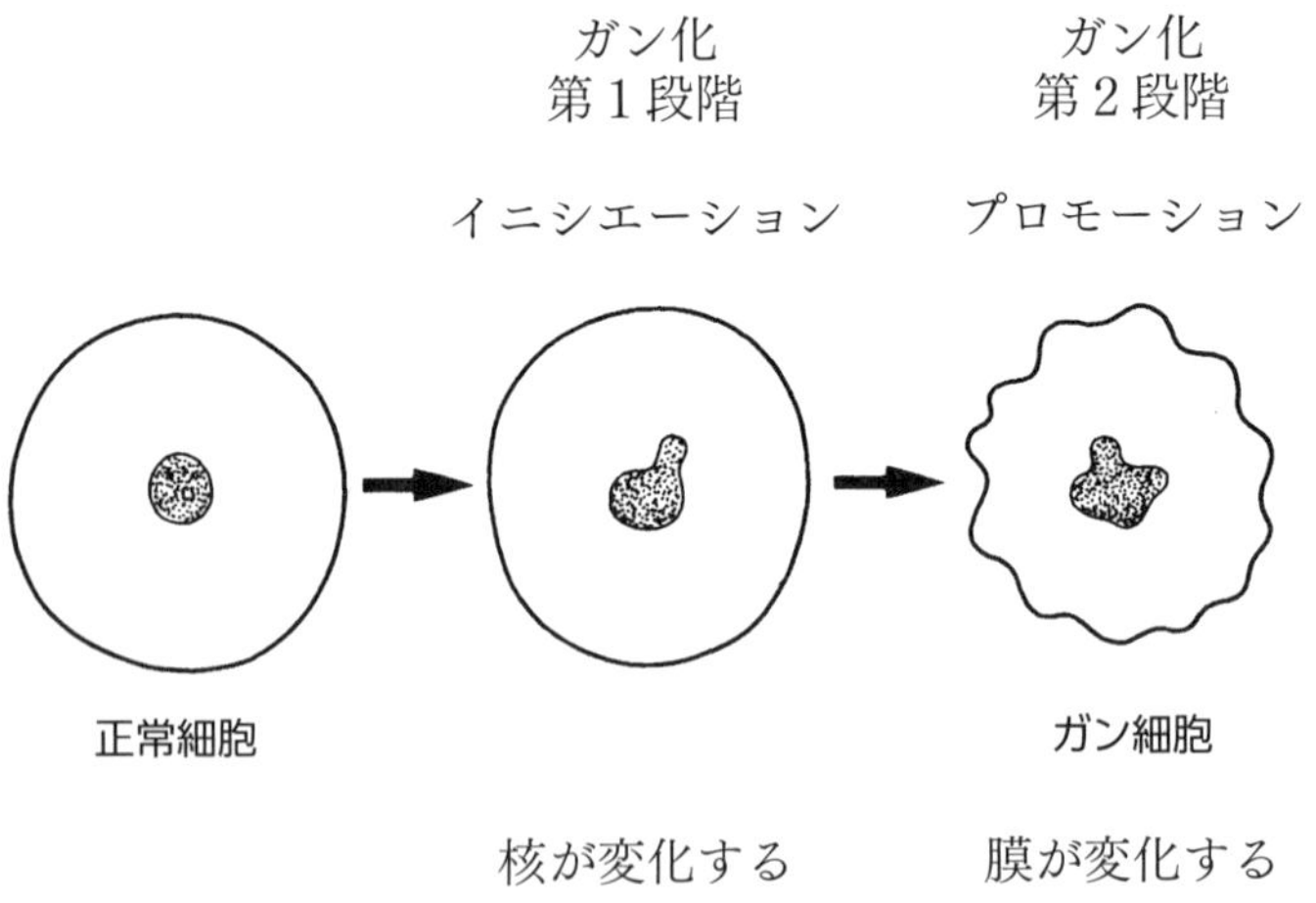

ということは、上へ上へと新しい細胞がもり上がって増えていくということです。

95ページの細胞膜の図を見ると、あっちにもこっちにも木がはえているといってよいようなありさまです。この木は、ブドウ糖などの糖の分子がつながったもので、いわゆる糖鎖です。

ガン細胞では、この糖鎖が十分に発達しません。そこで、これを糖鎖不全といいます。ガン細胞が接触阻止を起こさないでやたらに分裂増殖するのは、この糖鎖不全によるものと考えられています。

もし、平らに整地された地面に木がよく育っているのが正常細胞だとすれば、でこぼこの地面に育ちの悪い木がはえているのがガン細胞の風景だ、ということになるでしょう。

ガン細胞の特徴はいろいろありますが、接着性が弱いこともその一つです。ガンの病巣つまりガン細胞のかたまりを取り出して試験管に入れ、それを振ってみると、細胞がばらばらに分かれてしまうそうです。

ところが、ガンと関係のない、普通の細胞のかたまりを取り出して試験管に入れた場合は、細胞がばらばらになるようなことはありません。

このガン細胞の特徴は、たちが悪いといってよいことになるでしょう。

ところで、普通の細胞をばらばらにする方法がないではありません。それには、タンパク分解酵素を加えてやればよいのです。この事実は、細胞の接着にタンパク質が関わっていることを証明するものではないでしょうか。細胞の表面にはいろいろなタンパク質が顔を出していますが、それが接着に関わっていると考えなければならないでしょう。

この現象は、細胞表面のタンパク質の異状が細胞のガン化やガンの転移に関連していることを思わせるではありませんか。

この問題のタンパク質の正体についての研究がすすむと、それに「フィブロネクチン」という名前がつきました。細胞と細胞とをくっつけているタンパク質は、フィブロネクチンと決まりました。これは、大型のタンパク質の一つです。

細胞がガン化すると、フィブロネクチンが消えるので、細胞のかたまりがたやすくばらばらになります。ガン化しなくても、これをタンパク分解酵素で分解してやれば、細胞のかたまりはばらばらばらになります。

ばらばらにした細胞をプラスチックの器に入れると、それはばらばらになったままでいます。ところが、プラスチックの壁にフィブロネクチンを塗ってやると、細胞はそこにくっついてしまいます。

フィブロネクチンが、細胞に接着性を与えるのはなぜでしょうか。

それは、細胞膜の表面にフィブロネクチンレセプターがあるからです。レセプターとは受容体のことですから、フィブロネクチンレセプターとは、フィブロネクチンを受け入れる受け皿のことです。

そういうことになると、普通の細胞は、すべてフィブロネクチンとフィブロネクチンレセプターとの両方をもっていることになります。つまり、細胞Aのとなりに細胞Bがあるとすると、AのフィブロネクチンがBのフィブロネクチンレセプターにくっつき、Bのフィブロネクチンが Aのフィブロネクチンレセプターにくっついているのです。これは、2人の人が手を出しあって、相手のベルトをつかみあっているようなものです。これが、フィブロネクチンのもつ接着性のメカニズムです。

フィブロネクチンレセプターの正体については、いろいろなことがいわれていますが、細胞の表面につき出している木のように見える糖鎖がそれではないか、と考えている人がいます。

〈解説〉

となりあった細胞をつなぎとめるタンパク質の一つに「コネキシン」があります。細胞と細胞のつながり方には、密着型のものやギャップ型のものがあります。細胞の間を通っていろいろな分子がもれ出さないようにぴったりとくっついたタイプが「密着結合」で、水溶性の小さい分子やイオンは通過させるタイプは「ギャップ結合」です。

コネキシンは、ギャップ結合にみられるタンパク質の複合体で、並んだ二つの細胞からつき出してつながり、間に狭いすきまを作っています。

ガン細胞では、このコネキシンが減っていて、異常増殖の原因の一つになっていることが知られています。おもしろいことに、このコネキシンを元通りにしてギャップ結合を作らせる食品成分が見つかりました。それはベータ・カロチンやリコペンなどのカロチノイドの仲間でした。

培養しているガン細胞に、いろいろなカロチノイドを加えてみると、コネキシンが生まれました。コネキシンが増えたガン細胞は、増殖がおさえられたと伝えられています。

ここにも、ガンは栄養の問題とする考え方が活きていることになるでしょう。

11　ガンの転移と、その予防

　ガンが、こわい病気であることは確かです。そのこわさに輪をかけるのが転移です。転移が起きると、ガンはものすごくこわいものになります。

　では、ガンの転移は、どのようにして起きるのでしょうか。

　ガンの手術では、血管にガン細胞が入らないように気をつけます。それは、転移を防ぐための方法となっています。だから、ガン組織のそばに太い血管がない場合は、外科医は少しばかり気が楽になります。

　ここでの問題は、ガン細胞がなぜガン組織を離れるか、です。普通の組織の細胞、例えば胃の細胞が胃を離れて血管に流れ込むということは起きないのに、なぜガン細胞だけが持ち場を離れるかが問題です。

　この問題を解くためには、細胞というものが、どんなしかけで自分の足場をかためているのか、また、どんなしかけでその位置を保っているのかを知らなければなりません。

　前の項に、アクチンフィラメントという細胞骨格タンパクの話がありました。細胞がガン化すると、アクチンフィラメントのネットワークがこわれて、細胞膜の形がでこぼこになってしまうことを思い出してください（173〜175ページ参照）。

一方、180ページに書いたように、細胞がガン化すると細胞同士をくっつけているフィブロネクチンが消えます。実は、細胞膜の表面にあるフィブロネクチンレセプターは、細胞の中にあるアクチンフィラメントにつながっています。だから、フィブロネクチンとアクチンフィラメントは互いに情報交換ができる、と考えられています。そうすると、細胞がガン化してアクチンフィラメントが破壊されたとき、フィブロネクチンもそのままではいられないことがよく分かります。

ただ、いったんフィブロネクチンが消えても、インターフェロンがあると再びフィブロネクチンが現れるのを見た人がいます。もしこれが本当だとすると、ビタミンCにはガンを予防する働きがあることになります。インターフェロンを作るには、ビタミンCが必要だからです。

ここでは、フィブロネクチンには細胞同士をくっつける働きがある、ということを覚えておいてください。

ところで、先ほど細胞の足場という言葉を出しましたが、これは、細胞が何らかの足場をもっている、ということを想定しているわけです。ただし、この場合の足場は、必ずしも細胞でなくてもかまいません。このことを、身体を作る細胞、特に「上皮細胞」で見ていきましょう。

ここで「上皮」というのは、流体に接する表面や内面を形成する組織で、空気に接する皮膚もそうですが、血液に接する血管の内膜なども上皮ですが、特に内皮といいます。たいていの器官は表面も内面も流体に接しているので、上皮細胞は至るところにあります。また、細胞がガン化するのも上皮細胞であることが多いわけです。

実は、上皮細胞の足場になっている構造体を「基底膜」といいます。186ページの図を見ると、基底膜が上皮細胞と結合組織との境界を作っていることが分かります。ここで、細胞と細胞との間をうめる物質を「細胞間質」といい、その構造体を「細胞外マトリックス」といいます。基底膜も結合組織も、その細胞外マトリックスの一部です。皮膚でいえば、表皮が上皮細胞にあたり、表皮の内側にあって真皮と呼ばれる部分がここでいう結合組織にあたります。

細胞外マトリックスの主な成分は、「コラーゲン」という名のタンパク質です。ただし、コラーゲンとひとくちにいっても、いくつかの種類があります。

皮膚や腱などの結合組織のコラーゲンは、3本の繊維がよりあわさった紐のようなものになっています。この形のコラーゲンを、Ⅰ型といいます。これは、本シリーズ③『老化と活性酸素』の「肌の老化」などで紹介した、ごく普通のコラーゲンです。

一方、基底膜のコラーゲンは、三つ編の部分と球状の部分とがつながった形になっています。三つ編の部分は、60パーセントほどです。このようなコラーゲンは、Ⅳ型と呼ばれます。Ⅳ型コラーゲンでは、両方の端が球状になっています。

ガンの転移の仕組み

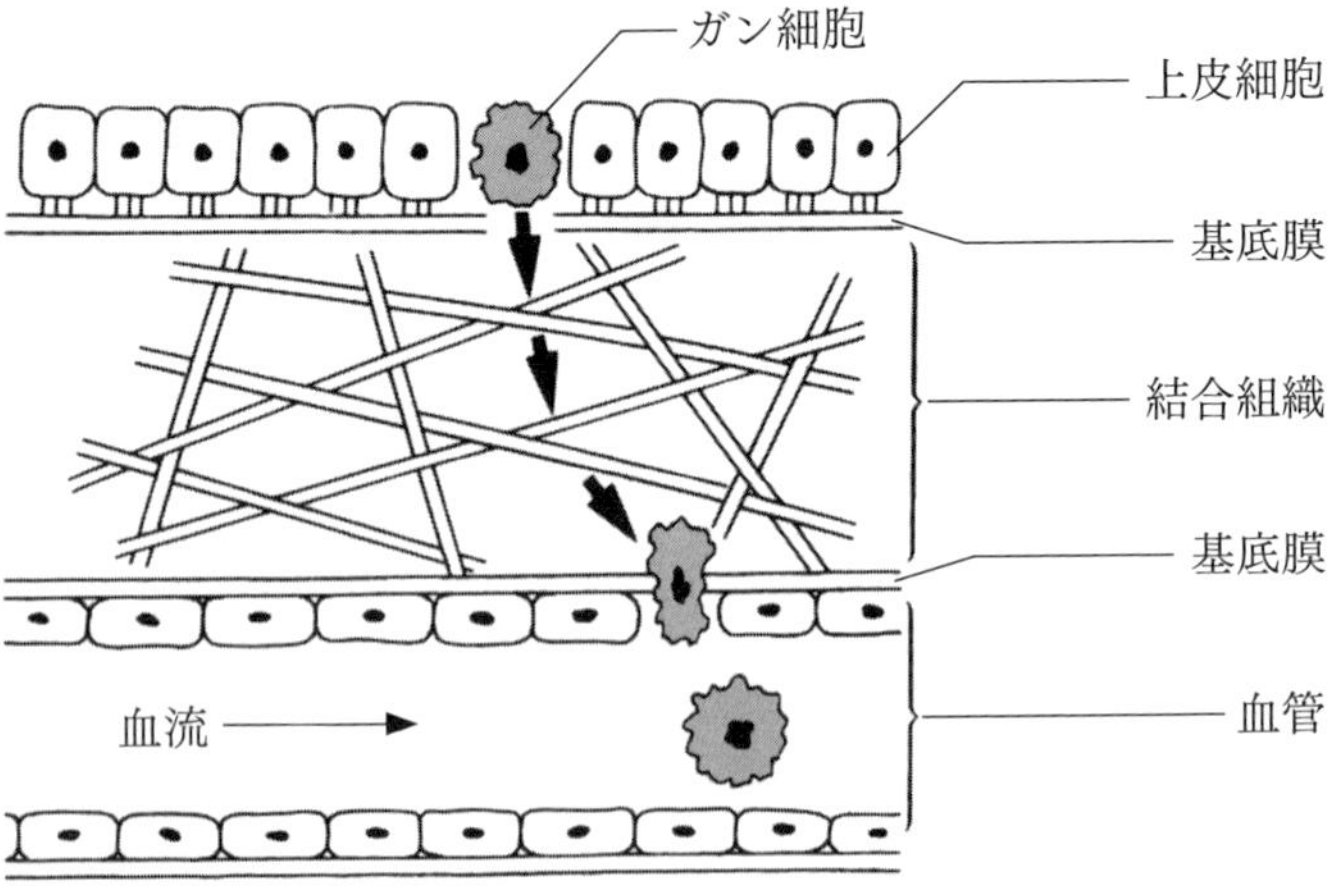

どのコラーゲンでも、コラーゲンの特徴とされている三つ編構造は、ビタミンCなしには作ることができません。

188ページの図は、基底膜の基本がⅣ型コラーゲンでできていることを表します。Ⅳ型コラーゲンが4本くっついて、X字型を作ります。それが、次々とつながって、金網のようなものを作っているでしょう。これが、基底膜の基本構造です。

このX字型のものには、「スパイダーユニット」という名がついています。スパイダーはクモ、ユニットは単位の意味の英語です。

基底膜がなぜ細胞の足場になるかというと、細胞の表面にある、例のフィブロネクチンがコラーゲンにくっつく性質をもっているためです。フィブロネクチンには、細胞同士をくっつけるだけでなく、こんな働きもあったわけです。

細胞は、フィブロネクチンによって、基底膜のⅣ型コラーゲンにくっついています。そうすると、フィブロネクチンが消えたら、細胞は基底膜にくっついていられなくなるかもしれない、という感じがするでしょう。

フィブロネクチンという物質は、細胞膜にあるばかりでなく、血中にもあります。そして、その働きもさまざまです。血中のフィブロネクチンには、コラーゲンにくっつく働きばかりでなく、血管の中にある血栓をつかまえたり、細菌をつかまえたり、血管の傷を治したりする働きもあるとされています。さらにまた、血中に入ってきたガン細胞をやっつける働きも

基底膜のもとになるⅣ型コラーゲンの構造体

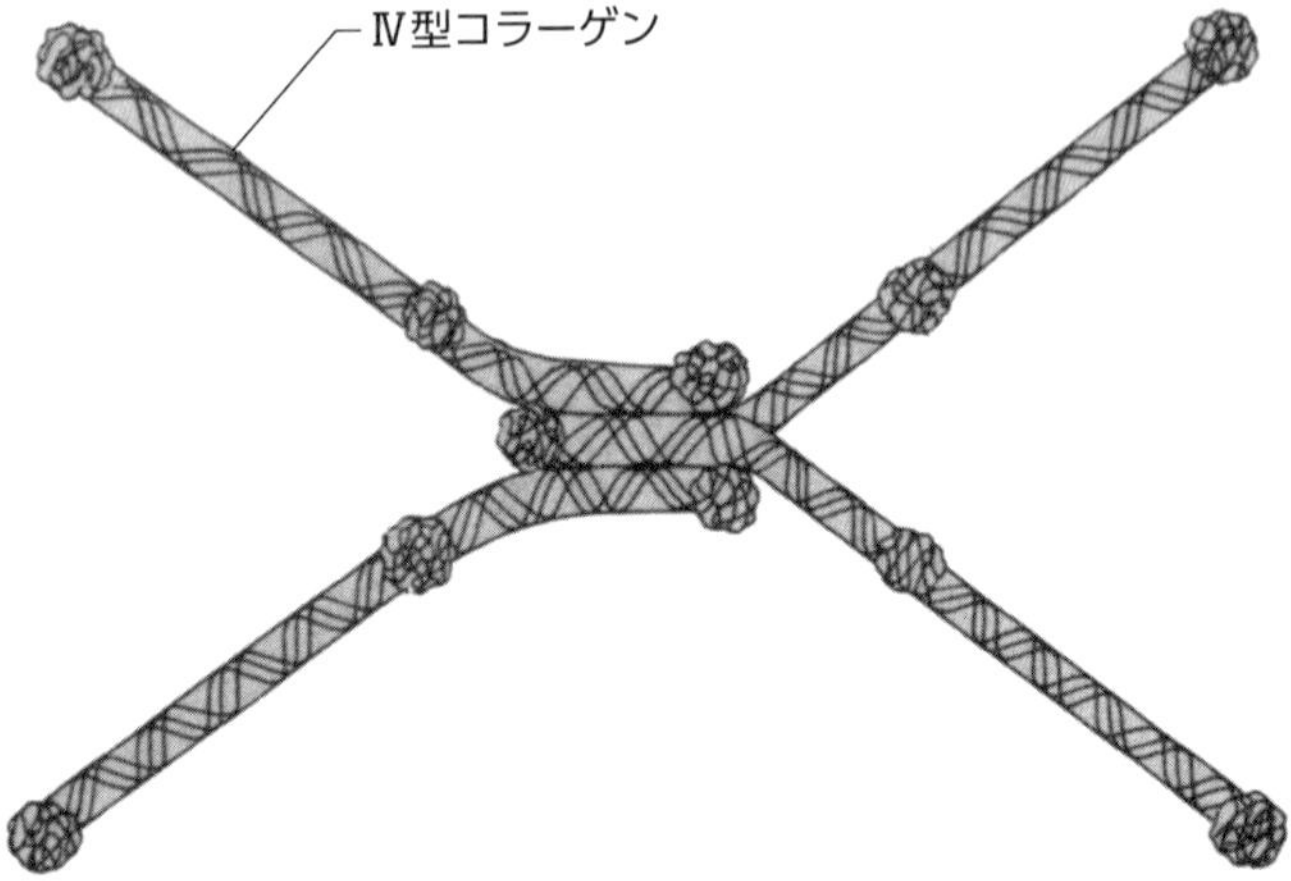

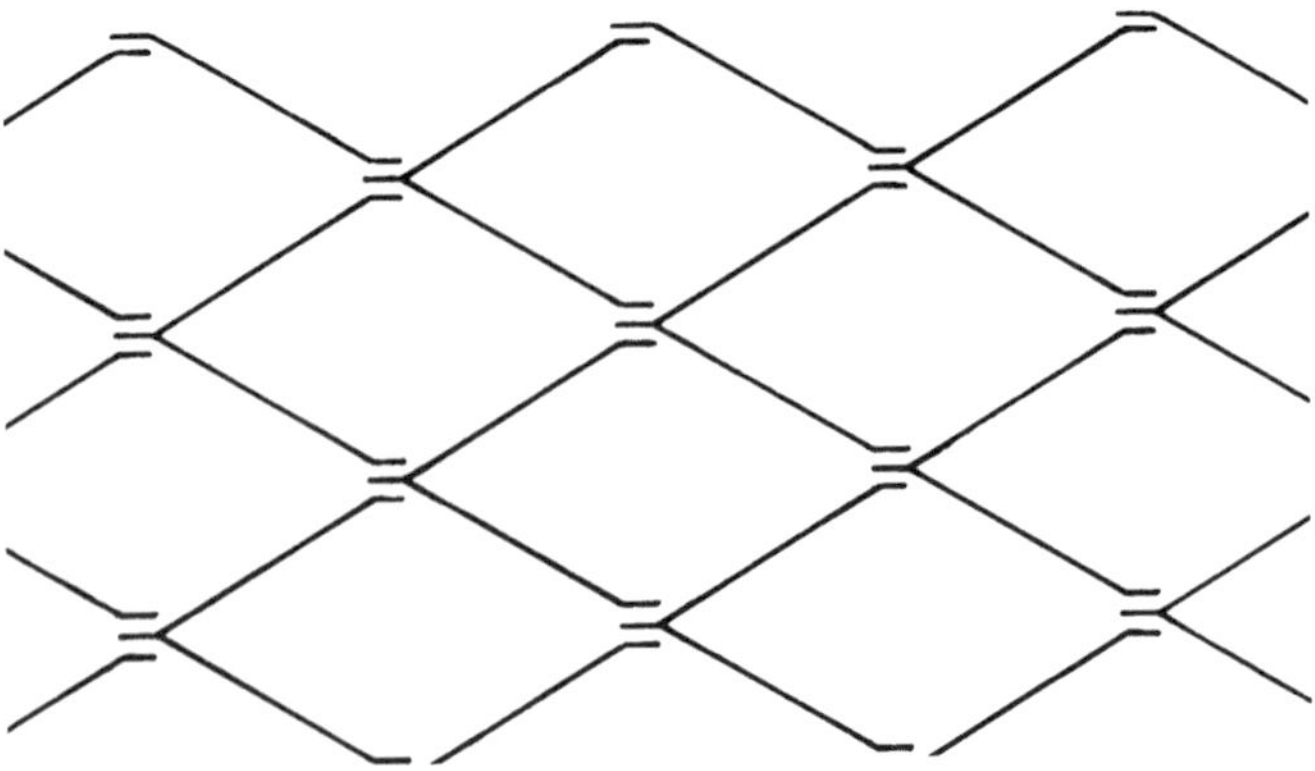

あるとされています。このことは、動物実験でつきとめられているそうです。

さて、ここまでの知識を頭に入れて、ガンの転移の問題を考えてみましょう。細胞がガン化すると、まず細胞膜にくっついたフィブロネクチンがなくなります。そこで、ガン細胞は基底膜にくっついていられなくなります。

そして、186ページの図のように、それが血管あるいはリンパ管の壁を破って血液やリンパ液の中に入ります。それには、血管かリンパ管の壁を作っている基底膜を溶かして、穴を開けなければならないわけです。

その基底膜の基本構造となるものは、例のⅣ型コラーゲンです。ところで、Ⅳ型コラーゲンに限らずすべてのコラーゲン分子には、コラーゲンを分解する「コラゲナーゼ」という酵素が張り付いています。コラーゲンは緻密な構造をもっているので、タンパク質ではあっても、普通のタンパク分解酵素では分解することができません。コラゲナーゼという特別なタンパク分解酵素でなければ、分解ができないのです。

Ⅳ型コラーゲンにはⅣ型コラゲナーゼが張り付いていますが、実は、Ⅳ型コラゲナーゼという酵素にはさらにその酵素の働きをおさえるタンパク質が張り付いています。そのタンパク質を「Ⅳ型コラゲナーゼインヒビター」といいます。これを日本語にすると、Ⅳ型コラーゲン分解酵素抑制タンパク、またはⅣ型コラーゲン分解酵素抑制因子となります。インヒビターは、英語で抑制（インヒビット）するものという意味です。この抑制因子は、骨や軟骨で作って分泌されます。

１９１ページの図は、この三つの関係を示す模式図です。これを見ると、Ⅳ型コラゲナーゼインヒビターがⅣ型コラゲナーゼに張り付くことによって、Ⅳ型コラーゲンを守っている様子が分かります。Ⅳ型コラゲナーゼインヒビターがここにある限り、基底膜の基本構造はくずれません。というのは、ガン細胞が血管やリンパ管のところへたどりついても、そこにもぐり込むことができないからです。

自動車は、車輪のボルトが１本抜けただけでこわれてしまいます。Ⅳ型コラゲナーゼインヒビターも、その分子から電子が一つ抜けたらこわれてしまいます。この場合、電子を引き抜くのは活性酸素です。Ⅳ型コラーゲンのところに活性酸素がくると、Ⅳ型コラゲナーゼインヒビターがこわれ、そのためにⅣ型コラゲナーゼが働き出して、Ⅳ型コラーゲンつまり基底膜の基本になっている金網を破ってしまいます。

こういうことになると、血管壁やリンパ管壁に穴が開きますから、そこからガン細胞が入り込んで、血液またはリンパ液の流れにのって身体中をめぐる、という恐ろしいことが起きるわけです。

もちろん、ガンが転移するためには、ガン細胞が転移先で再び血管かリンパ管の外に出なければなりません。血液というものはかならず心臓を通って肺に送られるので、ガンの転移は肺に起きやすいことになります。また、大腸を流れる血液は肝臓を通ることになるので、

Ⅳ型コラーゲンが守られる仕組み

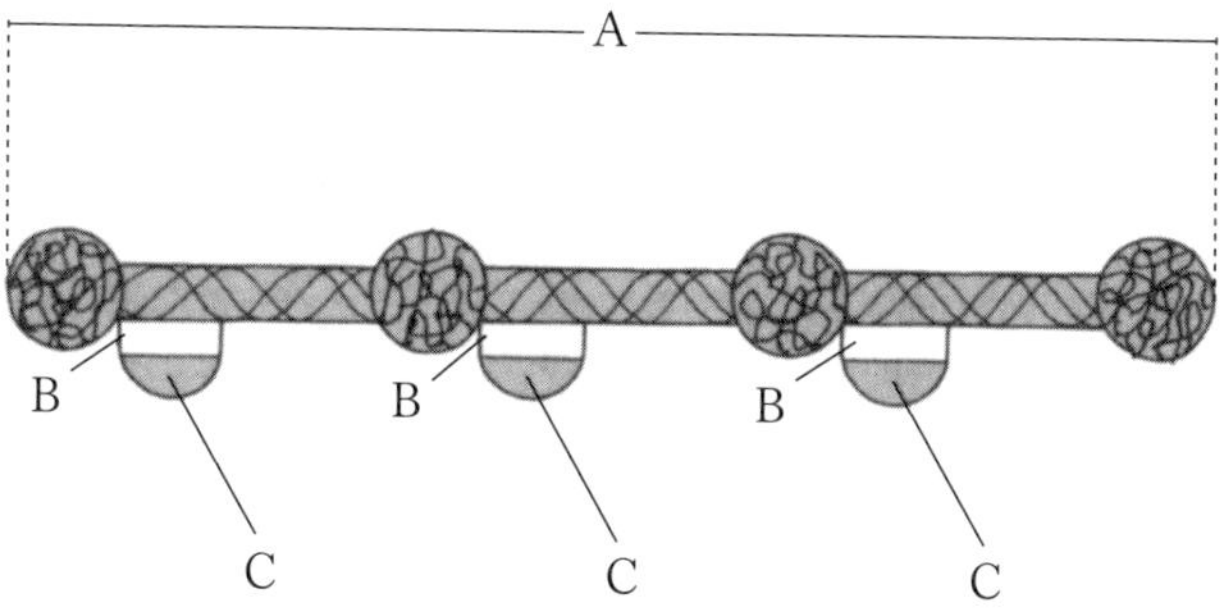

A　Ⅳ型コラーゲン
B　Ⅳ型コラゲナーゼ
C　Ⅳ型コラゲナーゼインヒビター

大腸ガンは肝臓に転移しやすいのです。

ガンの転移を段階に分けてみると、まずガン細胞はガン組織の基底膜を離れなければなりません。これが第1段階で、次の第2段階でガン細胞は血液かリンパ液の中に入ることになります。リンパ管は血管につながっているので、ガン細胞は自然に血流にのります。そして第3段階で、ガン細胞は血管の外に出なければなりません。最後にそれがどこかの組織の基底膜に取り付く、という順序になるでしょう。これが、第4段階ということになります。この四つの難関を突破してガンの病巣を作る細胞は、総数の1万分の1もないそうです。

ところで、この第3段階では、第2段階と同じように血管壁を作っている基底膜のⅣ型コラーゲンが分解されます。このとき、活性酸素がこの分解を助けることは、もうお分かりのことでしょう。

このⅣ型コラゲナーゼについては、また別の情報もあります。それは、ガン細胞がたえずⅣ型コラゲナーゼを作って分泌しているということです。ガン細胞は、そのコラゲナーゼの働きでⅣ型コラーゲンを分解して、基底膜に穴を開けることができるのだそうです。

これは、ガンの側からみれば、まことにうまい話です。ガン細胞が基底膜のところへ行けばそれに穴が開く、ということですから。

ところが、このⅣ型コラゲナーゼの働きをおさえるⅣ型コラゲナーゼインヒビターが、血中に含まれていることが知られています。だから、ガン細胞がⅣ型コラゲナーゼを出しても、血液がもっているⅣ型コラゲナーゼインヒビターにやられることがあるだろうと思います。血中のⅣ型コラゲナーゼインヒビターは、かなりたっぷりあるらしいのです。その証拠に、これは尿に含まれています。尿に含まれているということは、それが血中で余ったからだと考えられます。一種の健康法として尿を飲む人がいますが、それはこのⅣ型コラゲナーゼインヒビターがお目当てだった、という意見を吐く人もいないではありません。

私は、ここでも活性酸素をもち出すのがよいのではないかと思います。前にも書いたように、Ⅳ型コラゲナーゼインヒビターの敵は、活性酸素です。血中のⅣ型コラゲナーゼインヒビター分子が活性酸素分子に出会うと、せっかくの抑制機構が働きを失います。そうなれば、ガン細胞が分泌するⅣ型コラゲナーゼは、大手をふって基底膜に穴を開けることになるでしょう。

ここまでくると、ガンの転移を考えるにあたって、基底膜という言葉がキーワードの一つになっていることに気づきます。

そこで、基底膜はどんな作りになっているか、という問題を取り上げることにします。

基底膜が上皮細胞と結合組織との境界を作っていることは、185ページに書きました。もちろん、身体には、上皮細胞ではない細胞からできた組織もあります。筋肉組織や脂肪組織がそうですが、そういうところにも基底膜はあります。その基底膜は、細胞群を取りかこむ形になっています。そういうわけで、当然のことですが、基底膜とひとくちにいっても、実際にはいろいろな種類があります。もちろん、そこには共通点があります。それは、基本になるものがⅣ型コラーゲンだということです。

そのⅣ型コラーゲンの両側には、プロテオグリカンという名の分子がついています。そして、細胞の側にラミニンという名の分子がついています。プロテオグリカンの作りは、195ページの図のように試験管洗いやボトルブラシに似ています。それは、タンパク質の枝に多糖体の小枝がはえた形をしています。ラミニンは糖タンパクの一種で、197ページの図のように十字架の形をしています。

基底膜にこのようなややこしいものがくっついているのには、わけがあります。それは、細胞の足場になるだけでなく、タンパク質や脂肪の分子などいろいろなものが通り抜けるのを防ぐ役目をするためです。例えば腎臓で血液から尿成分を濾出する糸球体では、基底膜が毛細管壁のフィルターになっています。ですから、基底膜に故障が起きると、尿が出なくなったり、尿にタンパク質の大きな分子がまじったりすることになります。

Ⅳ型コラーゲンも、プロテオグリカンも、ラミニンも、タンパク質です。だから、低タンパク食だと、基底膜がちゃんとしないおそれがあります。タンパク質に不足がなくても、ビタミンCがなければコラーゲンは作れません。同じくタンパク質に不足がなくても、ビタミンAがなければプロテオグリカンもラミニンも作れません。ということは、このような栄養素の供給が十分でなければ、ちゃんとした基底膜ができないことになります。基底膜は、Ⅳ

プロテオグリカンの分子構造

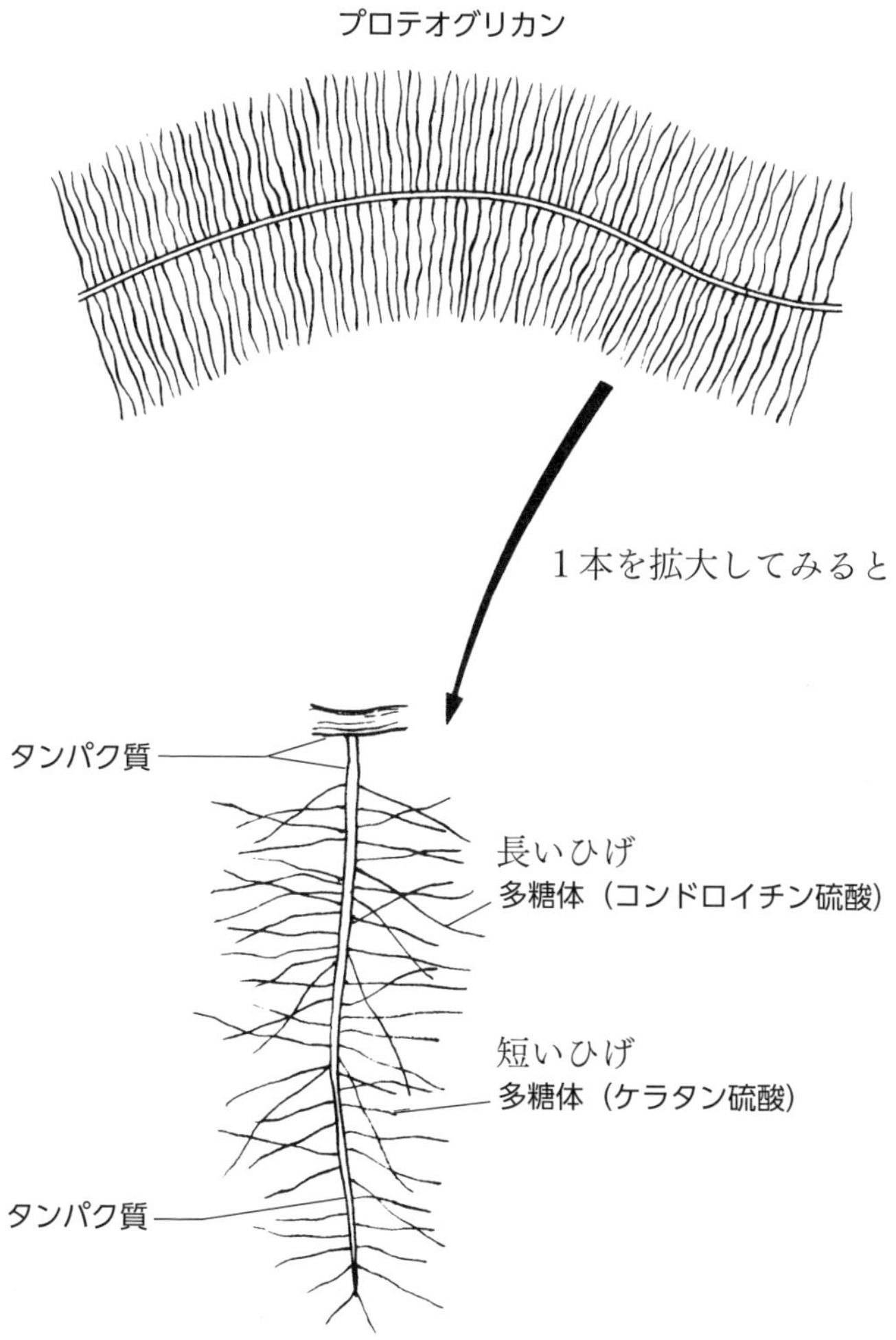

型コラーゲンの金網にプロテオグリカンの試験管洗いやラミニンの十字架を取り付けたような複雑な作りをもっています。だから、その働きを保障するためには、高タンパク食と高ビタミン食がどうしても必要です。

ラミニンには、Ⅳ型コラーゲンにくっつく性質があります。しかし、Ⅳ型コラーゲンにくっつく部分は決まっています。そして、別のところに細胞にくっつく部分があります。結局ラミニンは、Ⅳ型コラーゲンにも細胞膜にもくっつくので、基底膜を細胞の足場にする役目をもつことになります。そうすると、細胞は、フィブロネクチンだけでなくラミニンによっても基底膜にくっついていることになります。

ラミニンが細胞にくっつくのは、細胞の膜にラミニンのレセプターがあるからです。このラミニンレセプターのありかたが、普通の細胞とガン細胞とでは違うことが分かっています。それが、ガンの転移と関係があるのですから、おもしろいでしょう。

普通の細胞の膜にも、ガン細胞の膜にも、ラミニンレセプターはいくつもあります。そして、普通の細胞では、ラミニンレセプターの全部が基底膜のラミニンに結合しています。ところが、ガン細胞となると違ってきます。からっぽのラミニンレセプター、つまり基底膜のラミニンと結合していないラミニンレセプターがたくさんあるのです。これは、ガン細胞は普通の細胞と比べて足場が弱い、ということになるでしょう。転移しやすいガン細胞では、からっぽのラミニンレセプターの数が多いそうです。

ラミニンの分子

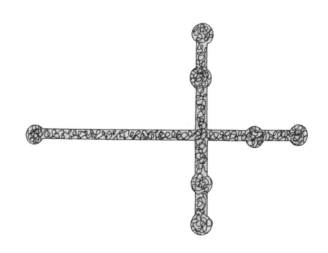

Ⅳ型コラーゲンのネットワークに
ラミニンがくっついている様子

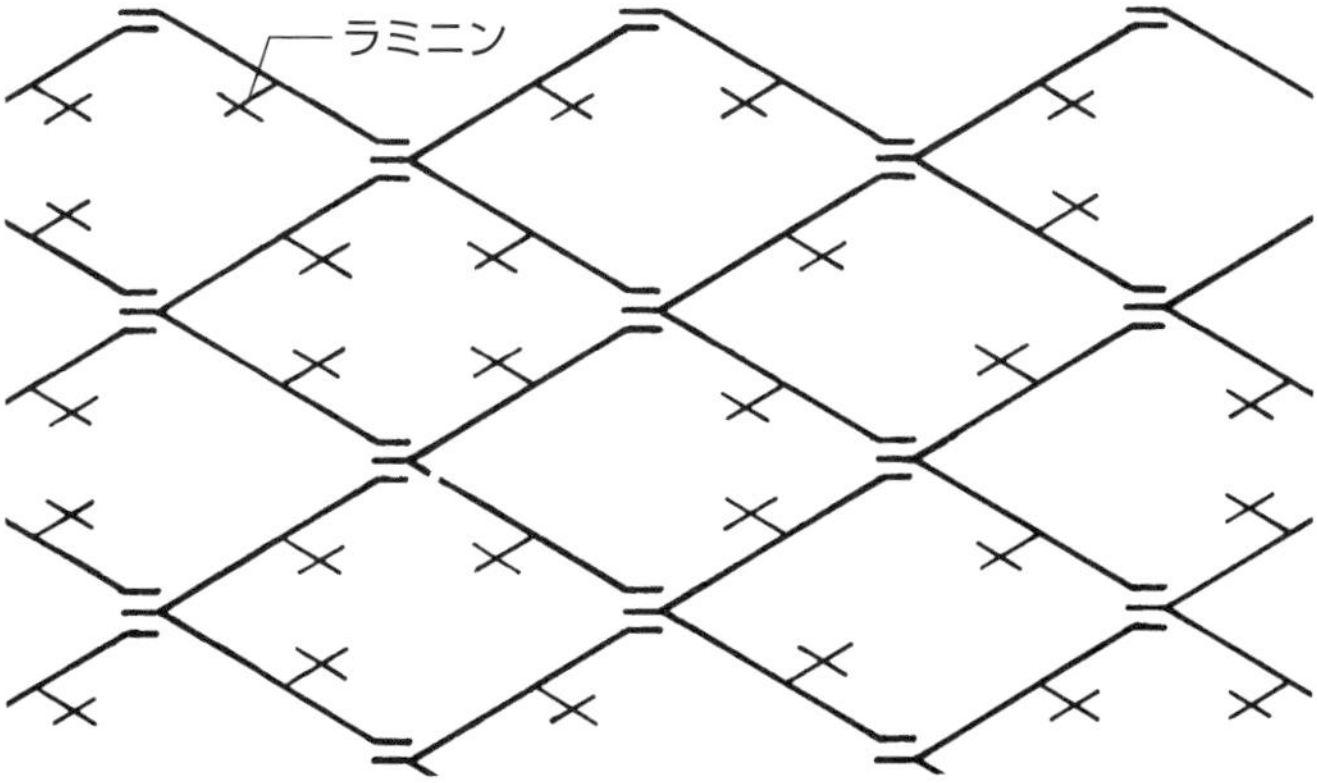

このようなからっぽのラミニンレセプターをもったガン細胞が、破れた血管の穴を通って外に出たとき、そこに基底膜があれば、それについているラミニンの十字架につかまる可能性があります。というのは、ガン細胞がからっぽのラミニンレセプターをもっているからです。そうなると、ガン細胞に足場ができたわけですから、転移が成立したことになるではありませんか。

ここに一つ、おもしろい現象があります。転移のときに働くラミニンレセプターがフィブロネクチンによって働きを失う、ということです。だから、ガン細胞の周りにフィブロネクチンがいっぱいあればガンの転移が防げる、ということです。このために、バイオテクノロジーを使ってフィブロネクチンを量産したらどうか、と考えている人もいるということです。

しかし、私の立場からすれば、なんでもかんでも自力でできることをやるのが原則ですから、血管やリンパ管の基底膜のⅣ型コラーゲンを活性酸素から守ることを優先させたいと考えます。私は、フィブロネクチンの量産の成功を待つ、というようなことは考えません。

そういうことで、ガンの原発（最初の発生）も転移も、その予防は、活性酸素やラジカルなどの強い求電子体の除去という1点にしぼられるので、話は至極簡単明瞭になってしまいました。

ガンの転移は、ガン細胞が血管に穴を開けてどこかに取り付けばそれで成立するというものではありません。そこに栄養がなければだめです。だから、ガンが腰をすえて増殖を始めると、そこに毛細血管がはりめぐらされます。ところが、その血管は弱いものだから、簡単に破れてガン細胞が入り込むのを許します。そのために、そこからまたよそへの転移が始まるというわけです。

先ほどⅣ型コラゲナーゼインヒビターというタンパク質が出てきましたが、これは、ガン組織で毛細血管が増えるのを妨げるということです。この意味でも、活性酸素からⅣ型コラゲナーゼインヒビターを守るのは大切なことです。ということは、スカベンジャーが大切だ、ということにほかなりません。

ところで、転移性のガン細胞では、一つの遺伝子がなくなっていたり、働かなくなっていたりすることが、最近の研究で発見されました。ということは、転移性のガン細胞は、その遺伝子が作るはずのタンパク質をもっていないということです。このタンパク質には、「nmタンパク」という名前がついています。それをもっているガン細胞は、転移しないのです。そういうガンだと、手術の結果もよいそうです。

nmタンパクを作る遺伝子がどうにかなってしまうのも活性酸素のしわざだとすると、スカベンジャーに目をつけずにガン予防を語るのは見当外れだ、ということになるのではないでしょうか。

エピローグ

この本では、ただ「こうすればガンは予防できる」というだけですますのではなく、「なぜ、ガンはできるのか」、そして「なぜ、それで予防できるのか」というなぞを、基本からすじみちを立てて解いてきました。

この本を読んでいただければ分かることですが、ガン予防の論議はいたって単純で明快です。それは、生体を作る巨大数の分子の間にはたえまなく電子のやりとりがある、という事実をみとめるところから話が始まります。

この電子の授受は、いわば生命の実体です。だから、それは一糸も乱れないルールによって統制がとれています。この統制を無視して、1個の分子から1個の電子が引き抜かれるような事件が起きたとき、私たちの不幸が始まります。そこから、ガンが発生するからです。そこまで分かれば、ガンの予防はただ一つ、電子の不幸な引き抜きをはねのけることにあるのではないでしょうか。

でも、こんな目に見えないできごとでは、それが分かってみてもガンの予防は話だけになってしまって、現実には手も足も出るわけがありません。

では、ガンを予防するには、目に見える世界では具体的にどうすればよいのでしょうか。

ここに、問題が二つあります。それはまず、電子を引き抜くという悪さをする悪党は何ものか、という問題です。そして次に、その悪党につけいるすきを与えないためにはどのような方法があるか、という問題です。

これは、むずかしいけれど、大事な問題です。しかし、答は分かっています。つまり悪党の正体は過剰に発生した活性酸素であり、それを除去するにはスカベンジャー（活性酸素除去物質）がある、ということです。発ガンのメカニズムは物理学によって明らかになりましたが、そこから導かれる予防の方法は栄養上の問題になったわけです。

「この本さえ読めば、誰でもガンの予防ができるか」と尋ねる人がいたら、私ははっきりイエスと答えます。私は、ここに書いたことを自分自身で実践することによって、90歳になってもガンにならずに元気に仕事を続けているのですから。

ただし、この本では、詳しい説明をほかの巻にゆずったところがいくつかあります。本文中でしばしば傍点をふって指摘したことですが、ガン予防の実際は栄養条件を抜きにしては考えられません。この意味で、本シリーズ全5巻ほかの巻もぜひあわせてお読みいただきたいと思います。栄養条件を整えることは、医者の手を借りずに、私たちが自分で自分の健康を守るための必須の条件なのです。そして、その理論と方法は、このシリーズの全巻を通して読むことで初めて体系的に理解していただけると思います。

もっとも、ガン予防はもちろん、どんな理論や方法を理解しても、それを実践しなければ何にもなりません。そんなことは、申すまでもないことですが……。

1992年8月

三石　巌

父・三石巌とメグビーについて

株式会社メグビー　代表取締役　笹木多恵子

父・三石巌は１９０１年（明治34年）に生まれ、１９９７年（平成9年）95歳で亡くなるまでに、物理学者として自然科学全般の知識を得て、児童書、科学書、健康関連の書物を３００冊あまり書き残しました。出版されてから長い年月が経ち、現在では、絶版になっているものがほとんどになりました。科学や医学の情報は日進月歩で変化を遂げ、多くの関連書が次々と出版されているにもかかわらず、三石の著書を読みたいという声が今日も絶えません。

三石巌は「１００年経っても腐らない情報でなくてはならない」と言っておりましたが、30年以上も前に仮説としていたことが、徐々に肯定されていくことは驚きでもあります。

発明家を夢見た父は、「三石理論」という大きな財産を遺して逝きました。

自分や家族の健康を考えるとき、医師に委ねるのではなく、誰もが正しい知識を学び、健康の自主管理ができることを願い、科学的生命観と論理的思考による三石理論が誕生しました。学ぶことによって的確な健康管理ができることを身をもって示し、正しい知識や情報の蓄積がなければ健康の自主管理は難しいことを訴えています。

三石巌は、１９８１年には、学問の後継者を育て、講演会、書籍の出版を通じて三石理論を広く発信するために三石理論研究所を設立し、また、自らの理論の上に成り立つ健康食品が手に入らないことから、1982年には三石理論による製品群を揃えた株式会社メグビーを設立しました。株式会社メグビーでは現在も、三石理論に基づくさまざまな食品群を提供し続けております。

本書が皆様の健康の維持、生活習慣病や老化の予防、改善などにお役に立つことを願ってやみません。

2017年5月

三石 巌　MITSUISHI Iwao

1901年－1997年。東京生まれ。東京帝国大学（現東京大学）理学部物理学科および同工学部電気工学科大学院卒業。日本大学、慶應義塾大学、武蔵大学、津田塾大学、清泉女子大学の教授を歴任。理科の教科書、子どものための科学書から専門書まで、生涯著作は300冊以上にのぼる。科学学術用語の統一にも力を尽した。60歳の時に分子生物学の研究を開始し、三石理論を確立、分子栄養学による健康自主管理を実践した。株式会社メグビーと三石理論研究所はその活動拠点として自ら設立したものである。創造性と論理に基づく発明家精神を発揮し続け、活性酸素の害は驚くほど早い時期に提唱していた。亡くなる直前まで講演、執筆による啓蒙活動を続け、生涯現役を貫いた。

ガンは予防できる

活性酸素とガンのメカニズム

健康自主管理システム❹

2017年7月25日　初版第1刷発行

著者　**三石 巌**
発行人　**阿部秀一**
発行所　**阿部出版株式会社**
〒153-0051
東京都目黒区上目黒4-30-12
TEL：03-3715-2036
FAX：03-3719-2331
http://www.abepublishing.co.jp
印刷・製本　**アベイズム株式会社**

ISBN978-4-87242-655-7　C0047